U0228195

减重手术临床实践

Bariatric Surgery in Clinical Practice

〔英〕戴维·哈斯拉姆(David Haslam)
〔英〕阿辛·马尔霍特拉(Aseem Malhotra)　　著
〔英〕马修·S.卡佩霍恩(Matthew S. Capehorn)

任亦星　李敬东　　　　主译

科学出版社

北　京

图字：01－2023－5699 号

内 容 简 介

中国已成为肥胖症患者数量较多的国家之一，尤其是重度肥胖症患者的数量令人担忧。无论是在政策体系建设方面还是在公众对肥胖认知方面，中国的肥胖防控机制都存在一些问题，仍需要进一步完善。本书涉及的严峻的肥胖问题，不仅仅是一个个人健康问题，更是一个公共卫生领域面临的挑战。本书的目标在于填补这一知识缺口，特别体现在公众对肥胖症的认识和肥胖症的防治方面。这对于我国肥胖防控机制的建设和完善极为重要，有助于提高医师和患者对肥胖问题的认识，促进更有效防治措施的实施。

本书适用于肥胖症患者和相关领域专业人士，帮助其更好地理解、预防和治疗肥胖症。本书有望成为解决中国肥胖问题的重要资源，为相关领域的专业人士和患者提供有力的理论支持。

图书在版编目(CIP)数据

减重手术临床实践／(英)戴维·哈斯拉姆
(David Haslam)，(英)阿辛·马尔霍特拉
(Aseem Malhotra)，(英)马修·S.卡佩霍恩
(Matthew S. Capehorn)著；任亦星，李敬东主译. —
北京：科学出版社，2024.6
书名原文：Bariatric Surgery in Clinical Practice
ISBN 978－7－03－078475－9

Ⅰ.①减… Ⅱ.①戴…②阿…③马…④任…⑤李
… Ⅲ.①肥胖病—外科手术 Ⅳ.①R589.2

中国国家版本馆 CIP 数据核字(2024)第 088976 号

责任编辑：闵　捷／责任校对：谭宏宇
责任印制：黄晓鸣／封面设计：殷　靓

科 学 出 版 社 出版
北京东黄城根北街 16 号
邮政编码：100717
http://www.sciencep.com
南京展望文化发展有限公司排版
上海雅昌艺术印刷有限公司印刷
科学出版社发行　各地新华书店经销

*

2024 年 6 月第 一 版　开本·B5(720×1000)
2024 年 6 月第一次印刷　印张：13
字数：200 000

定价：130.00 元
(如有印装质量问题，我社负责调换)

《减重手术临床实践》
译者名单

主　译

任亦星　李敬东

- -

副主译

孙　琴　张　源　鲜　印　何　明　贾爱梅

- -

译　者

（按姓氏笔画排序）

王丽恒（川北医学院附属医院）　　　　孔祥鑫（川北医学院附属医院）

朱利勇（中南大学湘雅三医院）　　　　任亦星（川北医学院附属医院）

刘少壮（山东大学齐鲁医院）　　　　　刘雁军（成都市第三人民医院）

孙　琴（川北医学院）　　　　　　　　花　荣（复旦大学附属华山医院）

杜　潇（四川大学华西医院）　　　　　李敬东（川北医学院附属医院）

杨景哥（暨南大学附属第一医院）　　　吴　边（云南省第一人民医院）

何　明（川北医学院附属医院）　　　　宋　可（川北医学院附属医院）

张　源（川北医学院附属医院）　　　　陈　亿（四川大学华西医院）

贾爱梅（川北医学院附属医院）　　　　夏泽锋（华中科技大学同济医学院

　　　　　　　　　　　　　　　　　　　　　　附属协和医院）

黄　波（川北医学院附属医院）　　　　梁钿苑（川北医学院附属医院）

韩晓东（上海市第六人民医院）　　　　谢杰斌（川北医学院附属医院）

鲜　印（南充市身心医院）

追悼戴维·哈斯拉姆教授

很遗憾,我的好朋友,也是本书的合作者戴维·哈斯拉姆教授在本书出版之前去世了。我们应该认真地花一些时间来了解他在肥胖症和体重管理领域所做出的重要贡献,并铭记他在辉煌职业生涯中留下的深刻印记。

戴维·哈斯拉姆教授和我一样都是全科医师,他在赫特福德郡的英国国家医疗服务体系(National Health Service,NHS)诊所担任合伙人长达30年,直到几年前退休。令我们同样懊恼的是,我们的日常工作让我们追逐自己的尾巴,只关注到肥胖症并发症患者,而不是去除病因本身。他一直专注于个人发展,并很快成为一名专注于肥胖症和心血管疾病的全科医师,最终在卢顿和邓斯特布尔医院①成为肥胖症管理方面的减重医师。

甚至在我和戴维认识之前,他就对肥胖医学产生了兴趣,并很快成为该领域的专家。在我第一次见到他时,他已经担任了英国国家肥胖论坛(National Obesity Forum,NOF)的临床主任,后来还担任了该论坛的主席。他一直强烈希望大家认识到肥胖是一个严重的医学问题,并致力于促进英国为医疗行业提供肥胖症管理的教育和培训。在 NOF 工作期间,他参与撰写了许多有关肥胖症或常见肥胖症相关并发症(如 2 型糖尿病)管理的指南。

戴维非常热衷于组建一个志同道合的专家团队,并提供管理支持和信息共享。他在发展 NOF 区域肥胖组织(邀请我担任约克郡和亨伯地区主席)方面扮演了至关重要的角色,随后成为重症和复杂肥胖症专家网络组织的创始成员之一。他鼓励学术发展,并因此成为英国当代健康学院(College of Contemporary Health)学术顾问委员会初始成员之一。

此外,戴维还是一个富有敏锐眼光的演说家,他抓住了每一个参加白厅议会的机会,以强调肥胖症涉及的健康不平等等问题,并借助政治、医学及非正

---

① 译者注:原书中的 Luton & Dunstable Hospital 与 Luton and Dunstable Hospital 均为卢顿和邓斯特布尔医院,是一家中型综合医院。该医院为卢顿市、贝德福德郡、赫特福德郡和白金汉郡部分地区的 30 多万人提供全面的一般医疗和外科服务。

式的媒体渠道提高肥胖症的认知度,他的高知名度使他成为英国卫生部肥胖策略小组的成员。

他成就无数,其中包括在罗伯特戈登大学(Robert Gordon University)、阿伯丁大学(University of Aberdeen)和切斯特大学(Chester University)担任访问教授,在伦敦的一家牙科诊所——哈利街76号(76 Harley Street,London)担任肥胖症专家,以及在慈善组织工作,如担任英国多囊卵巢综合征协会(Polycystic Ovary Syndrome UK)的董事、平衡体重委员会(Counterweigh Board)成员,在贝德福德大学和赫特福德大学研究生医学院担任访问讲师。他还是位多产的作者,在国际知名期刊上发表了许多论文,他还就肥胖症及其相关疾病发表国际演讲,他的著作包括2010年出版的被广泛引用的《脂肪、贪食和懒惰:文学、艺术和医学中的肥胖症》(*Fat, Gluttony and Sloth: Obesity in Literature, Art and Medicine*)和《肥胖症的流行病学及其管理》(*The Obesity Epidemic and It's Management*)。

就我个人而言,戴维不仅是我的朋友,更像是我的导师。如果不是他多年来的支持和指导,我不会像现在这样致力于体重管理领域的相关研究。此外,我们很多关于理想的肥胖症多学科团队所需的讨论可能有意识或潜意识地影响了我在罗瑟汉姆肥胖症研究所(Rotherham Institute for Obesity,RIO)的发展。我有幸能够参加戴维在2009年11月主持的研究所的正式开幕典礼,这一事件永远被记录在闪亮的黄铜牌上,他将被深深怀念。

缅怀!

1962.05.11—2021.08.23

马修·S.卡佩霍恩(Matthew S. Capehorn)

致敬我的朋友戴维·哈斯拉姆医师

戴维致力于提高人们对肥胖症的认知和推动肥胖症治疗的发展,这意味着我们的人生轨迹注定会相交。我致力于让世界卫生组织、欧盟和全球医疗卫生专业组织认识到,肥胖症大流行(早在 COVID－19 流行之前)是真正的全球性威胁,戴维为此也奉献了大量宝贵的时间,为解决英国的肥胖问题而努力。

多年来,他担任英国国家肥胖论坛的临床主任,后来成为主席,并且毫不回避这些荣誉职务有时带来的争议。他坚信不管世事如何变迁,他都会保有前进的动力。

我们之所以能成为同事和好朋友,是因为我们都有一定的临床质疑精神和幽默感。每次见面,即使在无法准确衡量公共卫生和肥胖预防政策领域情况的糟糕程度时,戴维也总是以他独特的幽默感和坚定的乐观主义,看到积极光明的一面。我们偶尔一起前往卢森堡、斯特拉斯堡和布鲁塞尔参加重要会议时,他总是给予我最宝贵的支持。戴维的兴趣爱好不仅仅局限于公共卫生领域,他也是一位很有趣的旅行伙伴。

我们是切斯特大学早期仅有的有关肥胖硕士课程的客座讲师,我们通常在晚餐时探讨世事,他很喜欢分享他的爱好。戴维是一名著名的板球运动员,曾经担任过击球手、投球手,同时还是内布沃斯公园(Knebworth Park)板球俱乐部的受托人。此外,作为一名有造诣的小提琴手,他对各种类型的音乐都保持着浓厚的兴趣。

虽然戴维是赫特福德郡诊所的一名全科医师,担任合伙人已有 30 年,但他也是卢顿和邓斯特布尔医院肥胖研究中心的知名专家。他曾在罗伯特戈登大学、阿伯丁大学和切斯特大学担任客座教授,同时还是爱丁堡皇家内科医师学会的会员。他对医学史的极大兴趣使他与他的母亲菲奥娜·哈斯拉姆医师合著了一本精妙绝伦的书籍[1]。此外,他还与加里·威特教授合著了一本名为

---

[1] David Haslam and Fiona Haslam, *Fat, Gluttony and Sloth: Obesity in Literature, Art and Medicine.* Liverpool University Press, 2009

《即将成为的事实：肥胖》(*Fast Facts: Obesity*)的书①。

　　他请我助其成立沃德学会(Wadd Society)，沃德学会是一个全球性的组织，旨在给对肥胖历史感兴趣的人提供一个平台。我们在《柳叶刀》(*The Lancet*)上发表了一篇联合文章，探讨了有关肥胖的近代史②。2010年，我们与美国肥胖研究界的泰斗乔治·巴里教授一起，在瑞典举办的国际肥胖大会上推出了沃德学会。

　　戴维领导英国国家肥胖论坛多年后，从该组织辞职，但他对改进肥胖护理和预防研究的奉献始终如一。他因视力问题在2019年从临床提前退休。戴维以特有的坚韧和冷静面对疾病的重负，并于2021年8月23日在医院安详离世，享年59岁。在他去世后，留下了他的妻子苏珊与他的母亲菲奥娜以及三个孩子——马德琳、爱德华和伊莎贝尔。

内维尔·里格比(Neville Rigby)

---

① David Haslam and Gary Wittert, *Fast Facts: Obesity*, Karger Medical and Scientific Publishers, 2014
② Haslam D, Rigby N, The art of medicine — A long look at obesity www.thelancet.com Vol 376 July 10, 2010

译者的话

本书探索了减重手术在临床实践中的应用，这一主题具有极其重要的医疗意义，在肥胖问题日益突出的中国尤为显著。本书汇集了国际多位专家的智慧和经验，为处理肥胖症及其相关合并症提供了宝贵的理论指导，我们希望本书能引起相关领域专业人士和患者的重视与广泛关注。

肥胖问题在中国已然成为紧迫的公共卫生挑战之一。随着中国的社会经济快速发展和现代生活方式的改变，肥胖率呈现快速上升的趋势，对于肥胖症及相关疾病的治疗需求也在不断增加。这使得减重手术成为重要的治疗选择之一，尤其是对于重度肥胖症患者而言。然而，随着手术数量的增加，围手术期并发症的问题日益突出，这就要求医疗从业者对肥胖症及相关疾病能有更加深入的理解和掌握。

本书为中国的医疗从业者提供了极其重要的信息，涵盖了减重手术的方方面面，从患者选择到手术技巧，再到术后护理和长期随访。本书还强调了术后营养、锻炼和心理支持等关键主题，这些对肥胖症患者的成功治疗至关重要。此外，本书还提供了不同减重手术程序的详细介绍，包括其优点、缺点和效果，以帮助医疗从业者更好地了解治疗选择。

本书由国内杰出专家翻译，他们致力于将最新的国际经验和知识带入中国，以促进减重代谢外科在中国的快速平稳发展。本书通过深入讨论围手术期并发症的原因、预防和处理，为医疗从业者提供了宝贵的指导，无论是高年资医师还是刚开始开展减重手术的医师，都能从中受益。

我们希望本书能够为中国的医疗从业者提供补充资源，用于管理接受减重手术的患者。本书内容以最新的研究和以证据为基础的实践经验为依据，旨在提供最佳的患者护理和治疗结果。通过学习和应用这些知识，中国的医疗从业者将能更好地应对肥胖问题，改善患者的生活质量，降低肥胖症相关并发症的发生风险，从而为中国的公共卫生事业做出重要贡献。

最后，我们要感谢所有参与翻译的人，他们的辛勤工作使这一项目成为可能。希望本书对您有所帮助,无论您是医疗从业者还是对肥胖问题感兴趣的读者,通过分享知识,我们可以一起应对这一严峻的挑战,为更健康的未来努力。

祝阅读愉快!

任亦星

2024 年 1 月

原书作者简介

戴维·哈斯拉姆曾经是一名全科医师,专注于肥胖症和心血管代谢疾病的研究。他曾担任卢顿和邓斯特布尔医院肥胖研究中心的肥胖医学医师,同时还是罗伯特戈登大学和切斯特大学的客座教授。他曾参与制定成人肥胖症管理的初级护理指南,并与英国皇家儿科与儿童健康学院(Royal College of Paediatrics and Child Health)一起制定了儿童肥胖症管理的初级护理指南。

阿辛·马尔霍特拉是英国 NHS 顾问、心脏病专家,目前在伦敦的 ROC 私人诊所(ROC private clinic)工作。他于 2001 年毕业于爱丁堡大学医学专业。他的专业领域包括心脏病的诊断、预防和治疗。他在肥胖症、冠状动脉疾病、预防性心脏病和心绞痛等方面,基于循证医学的原则与患者合作,共同制订治疗方案。

马修·S.卡佩霍恩是罗瑟汉姆肥胖症研究所的创始人,也是该研究所的临床经理和 GPwSI(general practitioner with a special interest,具有特殊兴趣的全科医师,是英国 NHS 中的一种职业)。罗瑟汉姆肥胖症研究所是罗瑟汉姆体重管理战略的一部分,该战略因最佳委托服务获得了 2009 年 NHS 健康和社会保健奖(the 2009 NHS Health and Social Care Award)。卡佩霍恩医师经常参加多个地区、区域和国家咨询委员会组织的会议,并经常在医疗保健专业人士的会议上发表演讲,鼓励开展体重管理服务。

目　录

第三部分 肥胖症管理中的基础医疗保健作用

第四部分 基础医疗保健之外的肥胖症专家服务

第五部分　手术路径的重要性

第一部分

肥胖症作为一种疾病的背景说明

1. 肥胖症的背景,肥胖症及相关疾病的评估和管理需要什么

斯蒂芬·伦斯纳(Stephan Rössner)

肥胖症的预防和治疗是一个非常重要的专业挑战,需要一批积极热心的医护人员来承担。

"肥胖症是美国最常见的营养疾病之一,然而医疗保健人员对此疾病的态度却是蔑视、轻视和不在乎的。"这是很久以前关于肥胖症的引述,这句话出自几十年前的一篇文章评论,那时美国国立医学图书馆(PubMed)还没诞生。然而,不幸的是,这句话依然反映了社会大部分人对于那些不幸出现体重问题的人的普遍态度。大量的科学文献证明,肥胖症患者在社会和医疗保健系统中均未得到应有的尊重,影响我们态度的是个人的偏见而非职业精神。老话说的"快乐的胖子"脱离了现实。与抑郁症、需要轮椅及与抗癌受试者一样,肥胖症受试者对他们生活质量的评价很差。

过去几十年中,许许多多世界各地的研究小组对即将到来的"肥胖症大军"以及肥胖症对个人、卫生规划者和整个社会的不良影响进行了一次又一次的研究。然而,遗憾的是,虽然许多国家早在30多年前就发现肥胖症患病率正日益增长,但至今仍未得出有效的研究结论来说明该流行病的原因,也没有研究分析卫生管理部门对该流行病的影响,相关部门也没有投入足够的资源来开发相关的治疗策略。

肥胖症的发病率在一些国家可能正在趋于稳定,而在其他一些国家仍在持续上升。虽然人们总是把2型糖尿病作为肥胖症最明显、最易检测到的后果,但实际上超重和肥胖症会带来一系列其他不利影响。有研究数据表明,只需要减少5%~10%的体重,就可以明显改善许多与肥胖症相关的代谢性疾病。

从政府策略到日常临床实践,"反对膨胀"在各层面上都缺乏关注。尽管

这让人无法接受，但在某种程度上也可以理解这种情况。我们已经拥有成熟的针对药物成瘾、性成瘾和酒精滥用的国家级项目，甚至正在开发强制性戒赌项目，但肥胖治疗项目仍然不足。相关部门常常互相推卸责任。糖尿病专家看到肥胖症对 2 型糖尿病的影响后，不禁要问，为什么我们的基层卫生保健系统没有更积极地管理潜在肥胖症患者。一般全科医师则表示，整个社会应承担更多的预防责任。另外，也有人指责患者缺乏意志力。这是令人遗憾的，当今领域内的大多数专家都认可：肥胖症不是意志力不足的问题，而是与生俱来的基因与现代的所谓有毒环境不幸产生了冲突，导致能量失去平衡，从而促使体重增加。在现代社会，没有人希望变胖。

此外，广大的食品产业因为推销不健康的产品而受到了严厉批评。虽然一个汉堡或一片比萨偶尔可以是一顿美妙的餐点，但是如果长期食用，因为这些产品是高脂肪、营养不足的餐点，所以会对身体产生不良影响。标准碳酸饮料和软饮料中的糖含量达到了 10%，很多青少年从含糖产品中摄入了高达 25% 的膳食能量，长期来看这对能量平衡和牙齿健康都会产生不良影响。

如果健康问题未引起决策者的警觉，人们只能寄希望于对财务问题敏感的政治家们，希望他们能对健康问题的经济影响做出反应。然而，要证明预防性和治疗性的减重策略不但可以节省费用，而且可以避免为所有随之而来的并发症进行昂贵的治疗，是一件非常复杂的事情，证明的过程同样需要非常昂贵的成本。决策者通常持有"这是他人的责任"的态度。

目前，减重手术在经历了最初的一些阻力之后，已被接受为治疗严重肥胖症的一种相当有效的手段。但别忘了，虽然肥胖症患者因其体重问题的影响而面临痛苦甚至生命威胁，但接受手术治疗的患者仅占所有肥胖症患者的一小部分。减重药的研发不断推陈出新，但目前尚无真正有效的药物。市场上出现了一些具有协同效应的旧药物组合，它们虽然在技术上"有效"，但并没有有效地解决肥胖问题。这些药物的副作用耐受性极低，导致西布曲明（心血管并发症）和利莫那班（抑郁症）等药物被淘汰。在这些药物存在期间，临床医师很可能都接受了培训，要识别出有副作用风险的患者，并让他们放弃这种治疗，即使对许多其他患者来说，这些药物确实有很大的益处。

肥胖症显然是我们社会面临的重大健康威胁之一，不仅在发达国家如此，在许多发展中国家也同样如此。人们对此无疑有了更高的认识,即使是外行人,也能明白体重指数(body mass index,BMI)的含义。但是,从制定协调一致的战略到确定问题所在、启动一切可行的预防措施和制定治疗策略,还有很长的路要走。因此,新一代充满热情的医疗保健人员需要将肥胖症的预防和治疗视为一个专业挑战。毕竟,有很多很好的例子表明,通过坚持标准和持久的努力,可以实现并维持临床上有意义的减重。《美国国家体重控制登记报告》(*US National Weight Control Registry*)中就有这样的案例。尽管这些减重参与者经过了严格筛选,但有充分的数据表明,即使是适度坚持减重也能对身体和心理状况产生相当显著的益处,这听起来可能会令人吃惊。

我们不能等待解决方案奇迹般出现,我们必须利用我们手头已有的资源来解决问题。最后,尽管我们看不到明确解决问题的方案,但我们仍然可以做些力所能及的事。首先受益的是有体重问题的患者。如前所述,即使是微不足道的成功,也可以减轻医疗系统处理所有相关后果的负担,从长远来看,也会有积极的财务影响。

2. 在肥胖问题上赢得了战役，却输掉了整场战争？

内维尔·里格比（Neville Rigby）

肥胖是一个神话。"你可以胖得健康""糖没有错，膳食脂肪也没有错，胖也没有错。""事实上，肥胖并没有成为一种流行病。"——这些是制药行业为了开拓新的市场而发明的宣传语。

这便是医学与科学界所面临的恶意与猛烈攻击的基调，这些攻击来自各种愚昧、无知、恶意甚至有时腐败的对手，他们四处散播不好的言论，去破坏对于世界面临着一个最大的、全球非传染性疾病（non-communicable disease，NCD）①挑战的警告。

如今，世界卫生组织（World Health Organization，WHO）不仅发布了全球肥胖症流行的首份报告，还敢于提出解决这一问题的措施——全球饮食策略、体力活动和非传染性疾病②预防策略，但虚假批评的声音仍然回荡在我们耳中。我们（早期有数百人，现在有数千名著名医学专家和研究科学家）参与了"呼吁大众应对肥胖症、超重和其对食品政策挑战有充分认识然后做出行动"的活动。毫无疑问，我们面临一项艰巨的任务，那就是克服政治和企业惰性，然后又不得不重新开始，克服公然的和阻碍性的对抗，一直持续到今天。

职业、政治和民众动力方面的进展并非一夜之间的事情。实际上，我们必须清醒地认识到，直到25年前，肥胖症才获得全球认可。如今，我们仍需要通过不断努力来保持这股势头。20世纪90年代中期，菲利普·詹姆斯教授开展了一项

---

① WHO TRS 894 Obesity: Preventing and Managing the Global Epidemic, 2000. http://www.who.int/nutrition/publications/obesity/WHO_TRS_894/en/

② WHO TRS 894 Obesity: Preventing and Managing the Global Epidemic, 2000. http://www.who.int/nutrition/publications/obesity/WHO_TRS_894/en/

非同寻常的工作，动员领先的医学专家和科学研究人员分析肥胖病理学的现状，从有限的数据中评估全球肥胖症的程度，并提出了预防的建议。他创建并领导的国际肥胖工作组（the International Obesity Taskforce）后来并入了国际肥胖研究协会（the International Association for the Study Obesity），现在被称为世界肥胖联盟（the World Obesity Federation）。这个工作组最初起源于阿伯丁大学的罗威特研究所，詹姆斯教授担任该所的所长①。他在一个改建的民房里设立了一个小秘书处（即研究所的秘书处），成功地吸引了数百名国际学者和从业人员，他们提出了专业意见，起草了主要文件，撰写了世界卫生组织关于全球肥胖症的第一份专家报告。

世界卫生组织汇集了多年来医学界和科学界的研究成果，这些成果基本上是研究者自愿贡献的，世界卫生组织将它们编撰成一份技术报告，这是一个具有转折性意义的时刻。1999年，当我拿到报告复印件，并将其分发给参加世界卫生大会的各国卫生部部长时，印刷版的报告还躺在地下室走廊未开封的箱子里。对于日内瓦来说，这是一个非正统的程序，但是官僚惯性和礼节不能被抛在一边，世界卫生组织的工作人员很快就屈服于压力，当场向 A 委员会的成员发布了临时报告。许多或富裕或贫困国家的卫生部部长都已经意识到肥胖是他们首先需要关注的问题。英联邦国家的卫生部部长们坚持要求立即全面研究这份报告对他们国家的意义，随后加勒比地区举办了政府间肥胖政策研讨会。

随着人们对肥胖问题的关注日益增加，世界各地开始涌现出众多引人注目的头条新闻，这让食品和饮料行业感到不安。此时，世界卫生组织已经开始重新考虑和更新有关饮食、体育健身活动和非传染性疾病预防的报告，该报告在 1990 年发布，报告中强烈建议应控制高热量饮食，并对肥胖问题的危害发出了早期警告，警告中提出了预防政策可能是唯一的长期的解决方案的观点②。后来该报告石沉大海。

---

① The Global Challenge of Obesity and the International Obesity Task Force, 1998, revised 2002. http://www.iuns.org/resources/the-global-challenge-of-obesity-and-the-international-obesity-task-force/

② Diet, nutrition, and the prevention of chronic diseases — Report of a WHO Study Group (WHO Technical Report Series 797), 1990. http://www.who.int/nutrition/publications/obesity/WHO_TRS_797/en/

世界上的饮食巨头清楚地知道这意味着什么,并千方百计阻止在食品和营养战略方面形成重要的国际协议。当世界卫生组织的技术编辑在其后续报告——世界卫生组织916报告的最后校样上放下蓝笔时,制糖业已经宣战,而且其动员了广泛的垃圾食品和含糖饮料企业来加入这场斗争,他们要求搁置该报告。值得称赞的是,时任世界卫生组织总干事、挪威前首相、医师格罗·哈莱姆·布伦特兰在恐吓面前没有妥协,选择在罗马与联合国粮食及农业组织一起隆重发布该报告①。

突然间,原本应基于共识的科学报告的正式发布变成了一场激烈的"战争",制糖业利用其影响力,试图说服美国政府,威胁要撤回对世界卫生组织的资金支持(这是特朗普时代的早期迹象)②。世界卫生组织饮食问题专家咨询小组的挪威主席卡雷·诺鲁姆教授亲自给当时的美国卫生部部长汤米·汤普森写了一封经过精心准备的信,才暂时化解了被煽动起来的爆炸性的政治闹剧③。然而,默许世界卫生组织关于饮食的全球战略意味着抹去了关于"有争议的"916报告的所有内容——这一行动对于乔治·奥威尔的小说《一九八四》中的主人公温斯顿·史密斯来说并不陌生,他每天都在关注政治动态,以此来更新自己的历史观点④。

这不是过多地纠缠于过去,而是应该意识到这一关键时刻的意义。面对垃圾食品巨头和食糖贸易投入数百万美元的游说活动,以及对华盛顿可能削减其资金的威胁,世界卫生组织进行了坚决抵制,并为一项强有力的全球战略铺平了道路,该战略提醒全球人民对正在发生的严重公共卫生灾难保持警惕。尽管大西洋两岸的食品工业组织勉强承认了世界卫生大会上关于该战略的决议,但没有产生很大的影响,它们需要一边调整策略,表现出更合作的姿态,一边设法扼杀这一战略。

---

① Diet, nutrition and the prevention of chronic disease Report of a joint WHO/FAO expert consultation (WHO Technical Report Series 916), 2003. http://www.who.int/nutrition/publications/obesity/WHO_TRS_916/en/

② Sugar industry threatens to scupper WHO — *The Guardian*, Monday 21 April 2003. https://www.theguardian.com/society/2003/apr/21/usnews.food

③ BMJ. 2004 Jan 31; 328 (7434); 245. United States wins more time to lobby against WHO diet plan https://www.ncbi.nlm.nih.gov/pmc/articles/PMC324479/

④ WHO Global Strategy on Diet, Physical Activity and Health, 2004. http://www.who.int/dietphysicalactivity/strategy/eb11344/strategy_english_web.pdf

令人愤怒的是，世界卫生组织总干事退休后，竟然被百事公司聘为顾问团成员，她对此保持沉默的态度引发了挪威同事们的愤怒。世界卫生组织负责非传染性疾病的前执行主任德里克·亚赫博士曾带头提出全球饮食战略倡议以及烟草条约，但在领导层转变后，他在日内瓦受到了排挤，后来加入了百事公司。曾指导世界卫生组织全球战略进程 3 年的阿玛莉亚·韦克斯曼后来在雀巢公司担任重要职务，而世界心脏病联盟的首席执行官珍妮特·伍特也在非政府组织联合打击垃圾食品游说攻势的时候转而加入了企业阵营。

这些更换门头的人无法否认他们给自己的企业主带来了重大的政治优势。对于想从内部改造垃圾食品行业的任何个人动机和愿望来说，让该行业能够收买一些参与全球战略的关键人物，不仅阻碍了世界卫生组织和非政府组织联合起来加速实施战略的进程，还给该行业提供了一个声称自己站在道义一边的挡箭牌。

随后的十年发生了什么？许多国家的政府声称需要制定更好的饮食和健康战略。一些国家，如墨西哥，在巨大的阻力面前采取了一些先进的措施——对糖征税。但是，食品行业关于尊重自由选择和"个人责任"的号召已经深入人心。食品工业的行为与军火工业颇为相似，军火工业拒绝为其弹药造成的伤亡承担任何责任，谁让那些人要挡住炸弹和子弹的去路呢？同样，人们也将责任归咎于那些无法抵制无孔不入的垃圾食品营销的个人，而不是蓄意将特许经营店密集地集中在最容易患肥胖症的贫困地区的企业。带着孩子的母亲为了走到超市收银台，不得不在糖果货架前来回穿行，孩子吃糖也是她的"责任"。这些是那些太弱而无法抵抗无处不在的"文化"压力的人的"弱点"。社会甚至通过以新近改进的"神经营销"技术，以最微妙的方式施加压力，因此我们更恰当地称之为"过度消费社会"。

直到现在这一现象并没有消失，而是秘密地进行着。这是公司精心策划的一部分，目的是争取时间，保住市场份额，推出替代品。在发现世界卫生组织和联合国粮食及农业组织共同撰写的上一份关于碳水化合物的报告得到了制糖业和其他商业利益的秘密资助后，世界卫生组织成立了专家组。因此，当日内瓦的一个专家组提出最终建议时，科学家们出人意料地沉默了（如果不是哑口无言的话），一些被蒙蔽的学术专家被激怒①。世界卫生组织编写了一份新的报告，其最终建议将添加糖的摄入量限制在膳食能量摄入量的 5% 以下，这一建议得到了赞同（部分原因是，对 1990 年世界卫生组织关于膳食与健康的原始报告中 10% 的固定限制的误解或伪造，得以保留至今）②。英国政府营养科学咨询小组发布了一份延迟的报告。尽管政府营养科学咨询小组碳水化合物工作组主席伊恩·麦克唐纳教授透露了与可口可乐、玛氏和更广泛的行业咨询小组的密切联系，该报告仍出人意料地回应了世界卫生组织提出的添加糖摄入量在膳食热量摄入量 5% 以下的建议③。

不出所料，几个月后，可口可乐公司透露，自 2012 年以来，其一直在努力减少其所有产品中的糖分，并准备重新打造"无糖"饮料品牌，以顺应新的世界卫生组织建议所带来的方便营销冲动。是的，就是这家可口可乐公司，与百事可乐和麦当劳一起反对 2012 年纽约的"超大杯含糖饮料禁售令"，该禁令实际上只是试图通过限制每次供应不超过一品脱④或半升的含糖苏打水，对供应超大桶的含糖苏打水实施法律禁令。可口可乐公司和汽水行业的其他企业在两年内击败了纽约州的相关规定，并以此为傲，坚持认为顾客应该有权利一口气喝完一夸脱⑤或一升饮料⑥。

英国一个旨在劝说食品行业减少过量摄入糖分的组织除了竭尽全力组织"限糖行动"（action on sugar），敦促食品行业控制过剩的糖分，还力图争取那些心存芥蒂的企业做出更有意义的回应。该组织最近采取的行动是向政府施压，提出一项计划，要求将所有产品中的糖含量降低 50%，并降低其他不健康产品的能量密度。然而，降低其他不健康食品和饮料的能量密度仍然遭到行

---

① An evidence-based plan to prevent obesity, type 2 diabetes, raised blood pressure, cardiovascular disease and cancer in the UK 'A benchmark for Theresa May's updated plan for action', May 2018. http://www.actiononsugar.org/media/action-on-salt/Healthy-food-and-drink-strategy-FINAL.pdf

② Colchero MA, Rivera-Dommarco J, Popkin BM, Ng SW. In Mexico, Evidence Of Sustained Consumer Response Two Years After Implementing A Sugar-Sweetened Beverage Tax. Health Aff (Millwood). 2017 Mar 1; 36(3): 564-571

③ US fast-food chains chase growth in small-town China — *Financial Times*, October 2017. https://www.ft.com/content/ca7b25be-9ed0-11e7-9a86-4d5a475ba4c5

④ 译者注：1 品脱（pt）≈473 毫升（mL）。

⑤ 译者注：1 夸脱（qt）=2 品脱（pt）≈946 毫升（mL）。

⑥ Spyware's Odd Targets: Backers of Mexico's Soda Tax. *New York Times*, 2017. https://www.nytimes.com/2017/02/11/technology/hack-mexico-soda-tax-advocates.html

业的抵制①。

尽管英国政府对其有限的糖税大做文章，但实际上这只是对高糖软饮料征收的一种较小的税种。这是另一个政策行动"为时已晚"的例子，因为行业战略已经改变了其产品范围和重点。墨西哥真正征收了糖税，并产生了显著影响，引发了对政府机构和软饮料行业之间可能存在的令人担忧的运动②。根据欧睿信息咨询公司的数据，在欧洲，共有 19 个国家引入了某种形式的糖税或实施征税措施。

就像烟草公司在法规开始影响吸烟问题时，将注意力转向发展中国家一样，全球垃圾食品巨头也在某种程度上将目光转向亚洲，特别是中国，以寻求未来的市场增长。中国的主要大城市已经被视为饱和市场，因此这些公司正在将市场扩展到小城镇和欠发达地区，这一新兴的工业战略反映了西方过去的做法③。

这种商业策略忽视了企业对人口健康的责任。世界卫生组织已经确定，在亚洲，即使 BMI 低于 $25\,kg/m^2$ 或 $30\,kg/m^2$，健康风险依然会增加。野心勃勃地追求增加消费只会带来不可避免的后果，不仅会导致肥胖症发生率的增加，还会加速 2 型糖尿病等相关疾病的发生。

在 20 世纪 90 年代末，有关肥胖症发生率的数据以及关于肥胖症本身的知识都非常有限，世界卫生组织被说服发表有史以来第一份关于肥胖症的技术报告。事情发生了变化，因为基于调查的更多预测让我们能够更好地分析趋势，让我们对未来有关肥胖症的参数有了更清晰的了解。世界卫生组织声称，自 1975 年以来，全球肥胖症发生率增加了两倍，19 亿成年人超重，超过 6.5亿人肥胖。然而，这一说法可能大大低估了亚洲人口中超重和肥胖问题的影响，世界卫生组织的专家小组认为，BMI $23\,kg/m^2$ 是一个更符合实际的合并症

---

① An evidence-based plan to prevent obesity, type 2 diabetes, raised blood pressure, cardiovascular disease and cancer in the UK 'A benchmark for Theresa May's updated plan for action', May 2018. http://www.actiononsugar.org/media/action-on-salt/Healthy-food-and-drink-strategy-FINAL.pdf

② Colchero MA, Rivera-Dommarco J, Popkin BM, Ng SW. In Mexico, Evidence Of Sustained Consumer Response Two Years After Implementing A Sugar-Sweetened Beverage Tax. Health Aff (Millwood). 2017 Mar 1; 36(3): 564-571

③ US fast-food chains chase growth in small-town China — *Financial Times*, October2017. https://www.ft.com/content/ca7b25be-9ed0-11e7-9a86-4d5a475ba4c5

分界点。此外,世界卫生组织仍需要收集更可靠、更一致的数据,以了解全球儿童肥胖症的真实程度。

肥胖症的病因已不再简单地认为是"摄入的热量超过了利用的热量,导致多余的热量储存为脂肪"这一不争的事实。自从由杰弗里·弗里德曼领导的研究人员发现第一种与肥胖症有关的激素"瘦素"以来,已有数百种基因被证明与肥胖症有关。相对较新的表观遗传学已成为一个复杂的因素,让那些想抓住简化解释的人无所适从。行为学研究揭示了空间、地点和食物可得性在影响人们的饮食模式方面的复杂相互作用。那些采取更多社会学方法的人经常反对"肥胖歧视"现象——这种现象在某些电视节目中满足了大部分 BMI 接近或超过 $30\,kg/m^2$ 的人的偏见和偏执。

人们还逐渐意识到,代谢过程和总热量摄入比特定膳食成分本身的性质更为重要。很明显,糖类的影响比以前认为的更复杂,对代谢的影响也更复杂,其影响范围超出了 2 型糖尿病,延伸到导致阿尔茨海默病和痴呆症的潜在途径。

过去对碳水化合物进行的一些研究在某些方面试图为糖开脱罪责,因为这些研究往往得到了糖业的资助。其中一些不利的研究报告未发表,另一些也无理由地被推迟了。当世界卫生组织及与其合作的联合国粮食及农业组织被揭露接受了制糖行业的秘密资助,而制糖行业已指定其青睐的参与者编写"独立"专家报告时,世界卫生组织不得不尴尬地重新评估其碳水化合物建议。最终的结果是修订后的建议将添加糖的摄入量限制在不超过能量摄入的 5%。

工业游说和企业阻挠公共卫生措施的行为仍在持续,同时他们也在努力进行公关,掩盖其合作和资助的真实意图。时任世界卫生组织总干事陈冯富珍博士评估了与公共卫生战略相抗衡的商业力量,进一步证实了这个现实:

> 预防非传染性疾病的努力与强大的经济运营商的商业利益背道而驰。如今,让人们有健康的生活方式和采取健康的行为面临着来自不那么友好的力量的反对。在我看来,这是健康促进工作面临的最大挑战之一。
>
> 现在,不仅仅是大型烟草公司,公共卫生也必须与大型食品公司、大型汽水公司和大型酒水公司抗衡。所有这些行业都害怕监管,他们使用相同的策略来保护自己。他们采取的策略包括前沿团体、进行游说、承诺

自我监管、法律诉讼以及由行业资助研究来混淆证据,使公众产生怀疑。他们还通过向公益事业提供礼物和捐款,来使这些行业在政治家和公众心目中成为受人尊敬的企业公民。它们还会主张个人应承担损害健康的责任,并将政府行为视为对个人自由和自由选择的干涉。

这些都是强大的反对力量。市场力量很容易转化为政治力量。很少有政府将健康置于大型企业之上。烟草业的经验告诉我们,一个强大的公司可以向公众推销任何东西。让我提醒你,没有一个国家成功地扭转了所有年龄组的肥胖症。这不是个人意志力的失败,而是对大企业的政治意愿的失败①。

在特朗普领导美国②和英国准备退出欧盟以寻求新的自由贸易的新时代,陈博士的评估得到了加强,因为有证据表明,他们还在努力阻止公共卫生倡议。

在墨西哥,以色列网络安全企业集团(NSO 集团)制造的计算机间谍系统(通常只对政府开放)被用来针对营养和肥胖领域的公众人物,因为他们支持国家对含糖饮料征税。在制定详细的征税建议的关键时刻,这些人的手机被黑掉了。《纽约时报》指出,恶意软件的发现让人怀疑这种工具是否被用来增加墨西哥苏打水行业的商业利益。

墨西哥是可口可乐公司人均消费最高的市场,其税收政策对该公司构成了一个特殊的威胁。

在 2014 年实施税收之后,可口可乐公司承诺到 2020 年在墨西哥投资 82 亿美元。然而,苏打水巨头们通过各种行业组织进行游说,以反对税收措施的实施③。

——《纽约时报》

---

① *WHO Director-General's address at the 8th Global Conference on Health*, Helsinki, Finland2013. https://www.who.int/directorgeneral/speeches/detail/who-director-general-addresseshealth-promotion-conference
② 译者注:特朗普为时任美国总统。
③ Spyware's Odd Targets: Backers of Mexico's Soda Tax. *New York Times*, 2017. https://www.nytimes.com/2017/02/11/technology/hack-mexico-soda-tax-advocates.html

游说者能够说服企业放弃他们的既得利益、降低销售垃圾食品和含糖饮料的热情，这一点值得怀疑。他们的影响在《北美自由贸易协定》(the North American Free Trade Agreement, NAFTA)的重新谈判中得到了体现，这表明垃圾食品行业正在努力破坏更清晰的食品标签。

美国农业和贸易政策研究所指出，美国正在努力推动一项提案，旨在限制或禁止在高脂肪、高盐、高热量或高糖的食品和饮料上设置强制性警告标志，并反对披露食品添加剂。垃圾食品行业正在推动新条款的设立，以阻止政府限制针对儿童的广告。《美国、墨西哥、加拿大协定》(the USA, Mexico, Canada Agreement, USMCA)取代了《北美自由贸易协定》，把类似美国用来阻碍公共健康倡议的监管纳入了影响评估措施。在 2004 年的谈判中，美国试图限制世界卫生组织关于饮食、体力活动和健康的全球战略。这可能会阻止墨西哥或其他地方对垃圾食品和含糖饮料贴标签行动和措施的实施，具体情况还有待观察。

结　论

目前，在改变与肥胖有关的健康状况方面取得的进展非常有限，甚至可以说微乎其微。垃圾食品和软饮料行业的对立势力在全球范围内仍然存在，它们肆无忌惮地计划扩大市场和增加消费，完全无视已知的健康影响。尽管人们已经达成共识，认识到全球肥胖症流行的现实以及应对其威胁的必要性，但在肥胖症研究领域、医疗和其他治疗方法以及公共卫生政策方面要做得更好，仍然面临着挑战。

需要更加重视研究的重要性，研究不能为产业主的利益服务。政府和独立机构应粉碎产业游说者的企图，采取措施减缓肥胖症发生率上升的趋势，并为鼓励研究的开展、改善预防和治疗、改善现有环境提供支持，以减少肥胖症的发生。目前，我们仍然面临着许多挑战。

3. 实践中的肥胖问题：机遇

戴维·哈斯拉姆（David Haslam）

> 万事万物都具有浩瀚无边和神秘莫测的性质，蕴含着无比崇高的意义。那么为何人类臀部和腹部的脂肪堆积不值得我们关注呢？
>
> ——威廉·沃德《论肥胖》（*Comments on Corpulency*），1829 年

在 2019 年 4 月举行的欧洲肥胖症大会上，一项涵盖 280 多万名患者的研究表明，病态肥胖症患者过早死亡的风险增加了 50%，患糖尿病的风险增加了 12 倍，患阻塞性睡眠呼吸暂停的风险增加了 22 倍。同时，高血压、胆固醇异常及心脏疾病等许多其他疾病的发病率也有所增加。

威廉·沃德（William Wadd）是第一位用整本书讨论肥胖症的医学专家。在他的时代，肥胖症罕见。能患这种病说明患者有足够的财富来享受丰盛的食物，并具备足够的社会地位来避免传染病（如霍乱和结核病），这完美地契合了当时医师或律师的条件。正如沃德指出的那样，肥胖症的重要性不在于是人类的奇观，而是源于与之相关的医学问题和过早死亡的风险。对沃德在著作中经常提到的一些患者来说，肥胖症对他们的生活产生了很大的影响，而这些人长期以来一直承受着肥胖症的痛苦，甚至不幸去世。沃德的著作中提到了一些有趣的事例，如爱尔兰牛脂蜡烛制造商使用英国人的脂肪制作蜡烛。然而，他的著作中并未提及任何有关肥胖症的治疗或管理措施。肥胖症可追溯到史前时代，可以追溯到大约 25 万年前，但从未被患者或医师奉为"高尚"。超重和肥胖症所带来的后果包括糖尿病、心血管疾病、阻塞性睡眠呼吸暂停、各种癌症等，影响各个器官和组织。肥胖症还导致不孕不育、猝死发病率的增加，包括产前产后的许多并发症，如产妇和儿童的死亡，同时增加了麻醉和手术的风险。这不仅增加了患者的医疗费用，也对社会财政和经济造成了重大负担。肥胖症患者给体重计带来压力的同时，也给医疗预算带来了巨大负担，也会增

加他们使用医疗服务的成本。然而,最近的证据表明,通过各种方法减轻体重可带来糖尿病和阻塞性睡眠呼吸暂停的缓解和高胆固醇水平的降低,改善血压,减少药物费用,重获以前因超重或肥胖而无法进行的手术的可行性。这表明干预肥胖不仅有益于个人健康,还将减轻医疗系统的负担和社会经济负担。

沃德治疗过许多患者,其中最著名的是乔治四世。乔治四世是一个比较珍惜生命的人,不愿意听到身边的人暗示或怀疑他身体有明显的衰败。然而,最终在他 67 岁时死于肥胖症。他的体重超过 24 英石,他的棺材不得不用木头和金属加固,以防崩塌。在他生命的最后阶段,他的身体状况迅速恶化。他平时最喜欢的早餐包括两只鸽子、三块牛排、大半瓶葡萄酒、一杯干香槟、两杯波尔图酒和一杯白兰地。据说因为要处理他凸出的肉和脏污,给国王系上腰带和使用鲸骨束腰至少需要 3 h。束腰之后,他的腰围达到 55 英寸①。然而,肥胖症几乎导致乔治四世在他的加冕典礼上晕倒。据同时代的人记录,他天生就有一个大肚子悬挂在膝盖之间。他的私人医师威廉·奈顿爵士将他描述为“一个塞在套子里的大香肠”。与正常人相比,他身材庞大,但他却因为体重每天都在可怕地下降而显得很忧郁⋯⋯因为这种体重下降可能是患有 2 型糖尿病的迹象。

躺在床上会导致他几近窒息,所以在他最后几个月里,只能躺在坐卧两用长椅上,以直立姿势入睡——这是阻塞性睡眠呼吸暂停和充血性心力衰竭的典型症状。乔治四世的肢体因膨胀积水而肿胀,经常疼痛难忍,无法穿衣,因此做一些小事对他来说都是一种折磨。他患有痛风、动脉硬化、高低密度脂蛋白血症和大量心外膜脂肪沉积。另一位医师亨利·哈尔福德爵士对他的治疗没起到任何效果,而沃德显然也没有帮助到他。

沃德在他的论述中间接涉及肥胖症患者的临床后果,但更加关注的是他们庞大的身躯。现在,我们认为体重超标是代谢和精神疾病等的标志,只有当我们及时发现并适当管理肥胖症本身时,才能解决这些问题。沃德并非普通医师,而是国王的外科医师,因此他是国王最亲近的医疗侍从之一。有趣的是,沃德将肥胖的人比作广阔壮丽的金字塔和高加索山脉,而他的患者乔治四

---

① 译者注:1 英寸(in)≈2.54 厘米(cm)。

世却在体重不断增加的情况下逐渐衰弱。而且，乔治四世最终在沃德最新一版书籍出版的一年后死于多种疾病。虽然这些疾病在适当减重后可能都会有所改善，但可以推测乔治四世可能并不是那种乐意接受善意减重建议的人。对肥胖症与严重共病的认知不足也是一个可能的原因，而沃德更关注书中的美学和有趣的轶事。

因此，我们不能轻视患者及其家属的肥胖状态，不能将其视为无关紧要的表象，而应积极、专业地对待，并预防、缓解或解决可能导致疾病、亚健康状态和致命并发症的问题。

有些病症在患者一进诊室，甚至还没来得及坐下来的时候就已经很明显了，如步态蹒跚、沾满尼古丁的手指、慢性阻塞性肺疾病、牛皮癣、癌症治疗引起的脱发。肥胖症的患者也不例外，他们的肥胖状态一眼就能认出，需要考虑BMI、体脂分析或生物阻抗分析。外形上体重异常的人确实有体重问题，应进行相应的管理和治疗。不同于因呼吸急促而就诊的患者，肥胖个体可能不会主动提及自己的体重问题，这就需要医疗专业人员主动提出。肥胖个体的疲劳问题不应只通过"减重"来解决，还应考虑到阻塞性睡眠呼吸暂停。减重失败不应归咎于个人意志力不足，还可能是由于碳水化合物不耐受、胰岛素抵抗，甚至多囊卵巢综合征（polycystic ovary syndrome，PCOS）。肝功能异常可能是非酒精性脂肪肝（non-alcoholic fatty liver disease，NAFLD）的表现，而该病可能发展为非酒精性脂肪性肝炎、肝硬化等严重后果，而头痛可能是颅内高压的表现。我们经常接触到肥胖症患者，即使他们未将体重问题作为主要就诊原因，他们也会来接种流感疫苗或其他疫苗、询问药物用量、进行妊娠检查、处理扭伤的脚踝和疣的问题，甚至开具病假条等。我们可以在首次交流的1 min内与他们进行简单交流，以确保随后能跟进治疗。人们普遍认为提及体重问题很困难，但全科医师和护士不得不告诉母亲，她们的孩子是死胎、患有唐氏综合征或婴儿猝死症；告诉妻子，她们的丈夫把车开上了树或得了癌症。与这些相比，谈论体重问题要简单得多。例如，"关于您的股沟皮疹问题解决了，您的整体健康状况是怎样的？我们是否为您提供了适当的护理？"对患者进行快速的血压、BMI和血常规检查；承诺进行跟踪治疗；并提醒患者减重可以预防皮疹的再次出现，可以吸引患者参与减重计划。仅通过观察患者进入诊室，我们就可以揭示许多问题,并且在许多情况下,减重是主要治疗方法,或者至少是重要的一部分。这些潜在的治疗方法可以提高患者的生活质量,并对医务人员和NHS都是有利的(什么更划算,无创辅助通气呼吸机还是减重?肝穿刺、糖尿病并发症、膝关节置换还是减重?)。患者、保健医师和纳税人可能都希望消除肥胖症,原因可能各不相同:提高质量调整生命年、增加执业收入或降低他人的歧视,但只要能使肥胖症及其并发症的病情得到改善,大家都是赢家。有媒体报道指出,预期寿命不增长可能与肥胖症的同时发生有关,解决这个问题需要各学科如医学、政治,学校、医学教育和政府等各方共同努力。

肥胖问题在古人类中已有存在的迹象,可以追溯到25万年前。史前的维纳斯小雕像的发现进一步证实了古代肥胖现象的存在。无论是古埃及、印度、日本、波利尼西亚还是波斯等,每个古代文化都有关于肥胖症的书面记录、图像或医学著作。值得注意的是,古希腊的医师对于肥胖症的治疗方法在许多方面都比我们当代的管理更加先进。

在1988年,杰拉尔德·瑞文提出了代谢综合征的定义,几个世纪以来,人们对代谢综合征的认识一直比较模糊,但瑞文明确指出了与之相关的高血压、血脂异常、血糖异常以及其他情况如高凝状态,是相互关联的,并解释了它们之间联系如此紧密的确切原因。他的基本论点是肥胖作为"代谢综合征俱乐部"的"必备条件"是其中的关键因素。肥胖和胰岛素抵抗是密不可分的,对正常胰岛素释放的低血糖反应受损会导致胰岛B细胞分泌的胰岛素增加,造成胰岛素释放螺旋式上升的恶性循环。因此,正常胰岛素的合成代谢特性导致体重增加。瑞文指出,"身体器官是低血糖状态的无辜旁观者",所以代谢综合征随之发生,并伴随着与高胰岛素血症相关的其他炎症性并发症。因此,Interheart(一项国际病例对照研究)等重大研究都得出结论:肥胖症患者过多摄入精制碳水化合物,将对胰岛B细胞功能造成压力,而在代谢综合征的背景下,这成为心血管疾病的主要因素。

单靠医学领域治疗肥胖及其相关疾病似乎并不公平,就好像寄希望于医疗保健专业人士能单独管理这种流行病,毕竟它影响到了我们四分之一以上的患者。政府、英国公共卫生部(Public Health England, PHE)、NHS和英国卫生部(Department of Health, DOH)对这个问题毫无明确方案,他们委托的小组正在以惊人的速度停止三级服务，加剧区域差异。高效的药物已被停止使用或无法获得英国国家卫生与临床卓越委员会的资助；与此同时，患者在错误的饮食建议（包括饮食指南）以及个人选择的怂恿下，吃着不合适的食物，这些食物在每家街边小店、快餐店或外卖店都能买到，而他们却没有通过参加体力活动来消耗摄入的过多能量。

这是一个令人沮丧的局面，但事物总有两面性。每个超重的个体都能获得基层医疗保健服务，少数人是因为体重问题，更多的则是因为超重或肥胖相关疾病——无论个人是否意识到这一点，这些疾病可能包括高血压、糖尿病或阻塞性睡眠呼吸暂停，或与体重无关的疾病，如喉咙疼痛、受伤、接种流感疫苗、残疾评估、药物检查、妊娠期情况等。基层医疗保健机构不需要更多的科学研究来管理肥胖问题，有现成可行的营养计划、商业活动、药物和手术等方法。问题在于人们对体重问题的并发症是否有较高认识，政府、制造业和零售业是否愿意提供支持而不是阻挠。

肥胖症在一定程度上是个人不当选择的结果，但还有许多其他因素影响体重，并且保持减重状态非常困难。影响体重的因素包括遗传因素、表观遗传因素、肠道菌群、环境干扰因素，以及某些药物治疗，如胰岛素、磺脲类药物和抗精神病药物等。此外，当一个人的体重足以被归类为超重或肥胖时，他们会形成一个由强大的生理和代谢调节因子控制的稳态点，这使得除长期药物治疗或减重手术外的其他减重方法都变得难以见效。

因此，我们面临着许多挑战，其中最简单的可能是认识到问题的存在。"让每次接触都有所收获"是任何新上任的卫生部部长常说的一句话，这确实值得我们关注。与肥胖症患者接触并不是问题，但在其他更紧迫的情况下，超重往往被忽视，而这些问题本身往往就是肥胖引起的疾病。

肥胖悖论

显然，并非所有肥胖症患者都应接受减重治疗。举一个简单的例子，有肥胖症的乳腺癌女性患者很可能自然而然进入消瘦状态。但现在有越来越多的证据表明，在其他疾病中存在所谓的"肥胖悖论"。例如，肥胖是心血管疾病的危险因素,但有证据表明一旦心血管事件发生,肥胖症患者的预后反而更好——换句话说,一个危险因素突然变成了保护因素。同样,在卒中和肾脏疾病中也存在这种悖论。然而,这引发了很多关于悖论的机制和适当治疗的问题。例如,肥胖症患者发生心肌梗死后,是应继续保持肥胖状态,还是应通过减重来改善预后?换句话说,这个悖论是一辈子受益,还是仅在心脏事件发生时才起作用?每位患者都应根据其个体特征、临床情况、社会和心理状况进行个性化治疗,但我们不能忽视肥胖的存在。

丹尼斯·伯基特(Denis Burkitt)首次描述了伯基特淋巴瘤,用约瑟夫·马林(Joseph Malin)的诗歌《山谷里的救护车》(*The Ambulance Down in the Valley*)[①](1895年)进行了幽默的改编。

---

① **山谷里的救护车（1895年）**
　　他们坦然承认那是一个危险的悬崖。
　　虽然走在它的顶峰附近是如此愉快；
　　但从那可怕的边缘，曾有，
　　一个公爵和许多农民跌落。
　　因此，人们说必须要做些什么。
　　但他们关于计划各执一词；
　　有的说："在悬崖边上建个栅栏。"
　　有的说："在山谷里放一辆救护车。"
　　但对救护车的呼声得到了回应，
　　因为它传到了邻近的城市；
　　栅栏可能有用或没用，这是事实，
　　但每颗心都充满了怜悯，
　　为那些从危险的悬崖上滑落的人；
　　公路和小巷里的居民们，
　　捐出英镑、捐出便士，不是为了竖起栅栏，
　　而是为了在山谷中设立一辆救护车。
　　他们说："如果你小心的话，悬崖是没有问题的。"
　　"而且就算人们滑倒了、摔倒了，
　　伤害他们的并不是滑倒，
　　而是当他们停下来时下面的冲击。"
　　因此，日复一日，随着这些不幸事件的发生，
　　救援人员迅速赶往现场，
　　接走掉下悬崖的受害者，
　　用的是山谷里的救护车。
　　然后，一位老圣人说："对我来说，这是个奇迹，
　　人们把更多的注意力，
　　用于修补结果而不是阻止原因，
　　防患于未然无疑是更好的选择。
　　让我们从源头上阻止所有这些祸害。"
　　他喊道：
　　"来吧，邻居和朋友，让我们团结起来；

（转下页）

这则改编的诗句揭示了我们应该注重疾病的预防，而不是等到情况严重后再进行治疗。肥胖的预防是一个典型的例子。尽管家庭医师、护士、助产士、卫生访视员、看护人员等医护人员的责任范围涵盖了营养、锻炼、有益饮食和健康生活方式的教育，但要期望在肥胖统计数据上取得巨大进展，则需要政治家、学校、城市规划者和零售业等的共同努力。因此，预防肥胖虽然至关重要，但不在本书的讨论范围之内。

（接上页）如果我们将悬崖围起来，我们几乎可以省去
　　　山谷里的救护车。"
　　　"哦，他是个狂热分子。"其他人反驳说，
　　　"省去救护车？绝不可能！
　　　如果可以的话，他也会取消所有的慈善机构；
　　　不！不！我们将永远支持他们。
　　　我们不是在人们跌落的时候就把他们接住了吗？
　　　这个人应该对我们发号施令吗？他可以吗？
　　　为什么有理智的人要停下来架设围栏？
　　　而救护车却在山谷中工作？"
　　　但少数理智的人，他们也很实际、
　　　不会再忍受这种无稽之谈了；
　　　他们相信，预防胜于治疗，
　　　而他们的政党很快就会变得更强大。
　　　那就用你的钱包、声音和笔来鼓励他们吧，
　　　当其他的慈善家们在犹豫不决时，
　　　他们将蔑视所有的借口，筑起一道坚固的栅栏，
　　　悬在山谷的悬崖上。
　　　我们应该更好地引导年轻人，而不是等他们年老时后悔，
　　　因为此时真正智慧的声音正在呼唤我们。
　　　"阻止他人堕落才是最好的"。
　　　我们应该关闭诱惑和犯罪的根源，而不是只在人们犯罪后将其救出来；
　　　我们应该在悬崖顶上设置坚固的栅栏，而不是在山谷中设立救护车。

4. 肥胖症是一种疾病

威廉·P.马丁(William P. Martin)和
卡雷尔·W.勒鲁克斯(Carel W. le Roux)

临床医师对肥胖症的患病风险有一定了解,会鼓励患者减重以预防肥胖症的并发症。然而,由于对肥胖症病因的误解,治疗肥胖症一直以来都非常困难。从逻辑上讲,如果临床医师能确信肥胖症是一种需要治疗的疾病,那么就能取得进展。大多数人类疾病具有一组可复制的症状和体征,会影响特定人群,并遵循可预测的临床进程(Jones et al., 2012)。了解一种疾病通常需要明确其病因和并发症。如今,我们将肥胖症定义为一种疾病,其特点是饭后过度饥饿和(或)饱腹感减少,以及过多脂肪堆积,从而导致能量平衡失调,死亡率大大增加(Fontaine et al., 2003)。皮质下脑区,尤其是下丘脑,整合了来自内脏和大脑的各种激素和神经信号,以控制人类的进食行为(Saper and Lowell, 2014)。越来越多的证据表明,将肥胖症视为皮质下脑区的疾病,可以为患者提供更有效和更富同情心的治疗。

对于一个临床医师来说,印象最深刻的一个临床案例是一位体重正常、生活在最佳食物摄入环境中的儿童患上了颅咽管瘤。这种良性囊性上皮肿瘤通常会影响下丘脑区域,从而为临床上了解下丘脑在肥胖症中所起的作用提供了机会。儿童颅咽管瘤患者下丘脑功能障碍的患病率从诊断时的约35%增加到治疗后的65%~80%(Muller, 2016)。在对24例小儿颅咽管瘤的回顾性研究中,BMI 在 5 年内增加了 6.8 kg/m^2,13 名儿童在确诊 5 年后从正常体重转化为肥胖症(体重指数>该年龄段的 95%)(Rosenfeld et al., 2014)。颅咽管瘤患儿肥胖症的患病风险因素包括术前下丘脑功能障碍、肿瘤位于下丘脑内的位置、下丘脑放射治疗以及手术时对下丘脑的损伤(Rosenfeld et al., 2014)。与需要广泛切除下丘脑的手术相比,进行预留下丘脑手术的患儿术后发生重度肥胖的患病率降低了约一半(Elowe-Gruau et al., 2013)。颅咽管瘤患儿即使在补充了缺乏的垂体激素后体重仍会增加,而且比其他原因导致的垂体功能障碍的患儿体重增加得更多(Geffner et al.,2004)。儿童颅咽管瘤患者即使其热量摄入和与之匹配的 BMI 对照组相似,仍会出现肥胖症(Harz et al.,2003)。在患有早期颅咽管瘤且存在不同程度肥胖的儿童中,病理性进食行为和与之匹配的 BMI 对照组相似甚至更少(Hoffmann et al.,2015)。相反,颅咽管瘤相关肥胖症的特点是基础代谢率降低、体力活动减少以及瘦素、生长激素释放肽和胰岛素等反馈信号受损(Holmer et al.,2010)。

另外,还有一个临床误解是肥胖症患者只需要通过减少饮食和增加运动就能减重。由于这种传统观念,我们常常向患者建议要通过增加运动和增强自我控制来控制体重。然而,实际上,在体重和食欲的调节中,主要的决定因素是下丘脑神经内分泌系统,而不是缺乏自律。虽然大脑前脑区域与奖励、动机和决策有关,可能会对下丘脑的神经回路产生影响,但这只是在体重控制中起辅助作用。

事实上,如果动机是关键,那么像阿尔茨海默病和脑外伤等大脑皮质功能受损导致动机丧失的情况应该伴随着体重的较大变化。与这一固有印象相反,体重不增反降预示着轻度认知功能障碍将发展为痴呆,并且在观察性研究中被确定为痴呆发病的风险因素(Sergi et al.,2013)。然而,在 3 年内体重绝对变化超过 4% 的情况很少见(Cova et al.,2016)。此外,3 年的中位随访研究显示,107 名成人创伤性脑损伤患者的平均 BMI 与基线值没有显著差异(Crenn et al.,2014)。

如果我们了解潜在的疾病机制,或者作为临床医师,我们知道我们正在治疗哪个器官,那么临床治疗就会得到加强。涉及啮齿动物的脑损伤实验表明,腹内侧核(ventromedial nucleus,VMH)和外侧核(lateral nucleus,LH)的损伤分别会导致剧烈的过食或进食不足(Hetherington,1944;Hetherington and Ranson,1942;Teitelbaum and Epstein,1962;Baillie and Morrison,1963)。这些实验为理解进食行为奠定了基础,明确了来自腹内侧核和外侧核的抑制和兴奋信号分别控制了饱腹感和饥饿感(Stellar,1954)。腹内侧核接收来自内脏的输入,如胰腺的胰岛素、脂肪细胞的瘦素、胃的胃饥饿激素和小肠的多肽YY。腹内侧核损伤会破坏内脏和中枢神经系统之间关于能量储存和能量摄入的交流(Saper and Lowell, 2014)。有研究证明,是腹内侧核损伤通过改变自主神经功能引起脂肪代谢障碍、高胰岛素血症以及明显增加的胃酸分泌和胃排空,从而导致严重肥胖,与饮食过多无关(King, 2006)。

越来越多的证据表明,其他大脑皮层区域,如弓状核、室旁核和内侧杏仁核,能与腹内侧核相互作用,以调节食物摄入和体重(King, 2006)。随着涉及多个脑区的复杂通路继续被揭示,上述离散的饮食中心概念正在被修改。然而,腹内侧核和外侧核作为管理饥饿和饱腹感的更广泛网络的一部分,在整合传入信号方面的重要性仍是毋庸置疑的,这也有助于我们理解,如果我们的治疗方法不能让患者在少食多餐后减少饥饿感和(或)增加饱腹感,那么我们实现持久性减重的机会将受到限制。

肥胖症的病因多种多样,人们对其了解甚少,但是近年来分子生物学技术的进步促进了对其病理生理学和遗传性的更好理解。肥胖症很少以孟德尔遗传模式遗传:综合征性肥胖症(如普拉德-威利综合征)和非综合征性(如瘦素和瘦素受体突变)单基因肥胖症可能是由编码参与下丘脑能量平衡调节途径的蛋白质的单个基因突变造成的(Mutch and Clement, 2006)。单基因肥胖症的特点是具有异常表型,在生命早期就开始肥胖,与环境刺激无关。而与之相对的多基因肥胖症在全球范围内都很常见,在这种情况下,单核苷酸多态性和多个基因DNA甲基化的表观遗传学改变容易导致脂肪组织扩张,而有利于能量摄入而非能量消耗的环境又加剧了这种情况(Pigeyre et al., 2016)。有肥胖症的家族史是儿童肥胖症的一个重要风险因素(Birbilis et al., 2013),肥胖患病率因种族而异(Pigeyre et al., 2016),这表明肥胖症是一种可遗传的疾病。遗传和环境因素都是肥胖表型家族聚集的原因(Chaput et al., 2014),而且双生子研究表明遗传因素是主导力量,占据了BMI和腰围变异的约77%(Wardle et al., 2008)。

肥胖的并发症已经得到了明确定义,其不断增加的患病率是21世纪医疗保健面临的最重要挑战之一。值得注意的是,许多并发症,包括高血压(Schiavon et al., 2017)、2型糖尿病(Schauer et al., 2017)、阻塞性睡眠呼吸暂停(Ashrafian et al., 2015)、特发性颅内高压(Manfield et al., 2017)、多囊卵巢综合征(Nicholson et al., 2010)和非酒精性脂肪肝病(Bower et al., 2015),可以通过减重得到逆转。的确,大规模的观察性研究表明,通过减重手术实现持续减重可以将死亡率降低 29% ~ 40%（Sjostrom et al., 2007；Adams et al., 2007）。

总而言之,肥胖症是一种大脑皮质下的疾病,其特征是过度饥饿和（或）饭后饱腹感降低的病理症状。虽然已确认肥胖症有不同的亚型,但基因和环境相互作用（其机制尚未完全明确）引起的多基因肥胖症的发病率上升是公共卫生领域面临的最大挑战。关于肥胖症的并发症,有明确的证据表明,通过持续有意识的减重可以逆转这些并发症,这一乐观结果也促使人们寻求针对肥胖症病理生理机制的治疗方法。尽管通过改变生活方式以实现净能量赤字对于肥胖症管理至关重要,但我们必须意识到,下丘脑功能障碍是造成这种能量代谢紊乱状态的基础,仅靠激励策略来刺激患者的大脑皮质最终将被证明对许多人来说是徒劳的。如果治疗策略无法减轻他们的饥饿感并使其对少吃多餐更满意,大多数患者将重新获得之前减去的体重（Dombrowski et al., 2014）。相反,我们必须加强对肥胖症病理生理学的认识,并将治疗的重点放在纠正大脑皮质功能障碍上,以消除异常的饮食行为。在我们的临床工具得到改进之前,我们可以通过承认肥胖是一种疾病,并以治疗所有其他慢性疾病和致残性疾病的同样策略和同情心来治疗它,从而更好地为患者服务。

参考文献

Adams TD, Gress RE, Smith SC, Halverson RC, Simper SC, Rosamond WD, et al. Long-term mortality after gastric bypass surgery. N Engl J Med. 2007；357(8)：753 – 61.

Ashrafan H, Toma T, Rowland SP, Harling L, Tan A, Efthimiou E, et al. Bariatric surgery or non-surgical weight loss for obstructive sleep apnoea? A systematic review and comparison of meta-analyses. Obes Surg. 2015；25(7)：1239 – 50.

Baillie P, Morrison SD. The nature of the suppression of food intake by lateral hypothalamic lesions in rats. J Physiol. 1963；165(2)：227 – 45.

Birbilis M, Moschonis G, Mougios V, Manios Y. Obesity in adolescence is associated with perinatal risk factors, parental BMI and sociodemographic characteristics. Eur J Clin Nutr. 2013；67(1)：115 – 21.

Bower G, Toma T, Harling L, Jiao LR, Efthimiou E, Darzi A, et al. Bariatric surgery and nonalcoholic fatty liver disease: a systematic review of liver biochemistry and histology. Obes Surg. 2015; 25(12): 2280 - 9.

Chaput JP, Perusse L, Despres JP, Tremblay A, Bouchard C. Findings from the Quebec family study on the etiology of obesity: genetics and environmental highlights. Curr Obes Rep. 2014; 3: 54 - 66.

Cova I, Clerici F, Rossi A, Cucumo V, Ghiretti R, Maggiore L, et al. Weight loss predicts progression of mild cognitive impairment to Alzheimer's disease. PLoS ONE. 2016; 11 (3): e0151710.

Crenn P, Hamchaoui S, Bourget-Massari A, Hanachi M, Melchior JC, Azouvi P. Changes in weight after traumatic brain injury in adult patients: a longitudinal study. Clin Nutr (Edinburgh, Scotland). 2014; 33(2): 348 - 53.

Dombrowski SU, Knittle K, Avenell A, Araújo-Soares V, Sniehotta FF. Long term maintenance of weight loss with non-surgical interventions in obese adults: systematic review and metaanalyses of randomised controlled trials. Br Med J. 2014; 348

Elowe-Gruau E, Beltrand J, Brauner R, Pinto G, Samara-Boustani D, Thalassinos C, et al. Childhood craniopharyngioma: hypothalamus-sparing surgery decreases the risk of obesity. J Clin Endocrinol Metab. 2013; 98(6): 2376 - 82.

Fontaine KR, Redden DT, Wang C, Westfall AO, Allison DB. Years of life lost due to obesity. JAMA. 2003; 289(2): 187 - 93.

Geffner M, Lundberg M, Koltowska-Haggstrom M, Abs R, Verhelst J, Erfurth EM, et al. Changes in height, weight, and body mass index in children with craniopharyngioma after three years of growth hormone therapy: analysis of KIGS (Pfzer International Growth Database). J Clin Endocrinol Metab. 2004; 89(11): 5435 - 40.

Harz KJ, Muller HL, Waldeck E, Pudel V, Roth C. Obesity in patients with craniopharyngioma: assessment of food intake and movement counts indicating physical activity. J Clin Endocrinol Metab. 2003; 88(11): 5227 - 31.

Hetherington AW, Ranson SW. The relation of various hypothalamic lesions to adiposity in the rat. J Comp Neurol. 1942; 76(3): 475 - 99.

Hetherington AW. Non-production of hypothalamic obesity in the rat by lesions rostral or dorsal to the ventro-medial hypothalamic nuclei. J Comp Neurol. 1944; 80(1): 33 - 45.

Hoffmann A, Postma FP, Sterkenburg AS, Gebhardt U, Muller HL. Eating behavior, weight problems and eating disorders in 101 long-term survivors of childhood-onset craniopharyngioma. J Pediatr Endocrinol Metab. 2015; 28(1-2): 35 - 43.

Holmer H, Pozarek G, Wirfalt E, Popovic V, Ekman B, Bjork J, et al. Reduced energy expenditure and impaired feeding-related signals but not high energy intake reinforces hypotha lamic obesity in adults with childhood onset craniopharyngioma. J Clin Endocrinol Metab. 2010; 95(12): 5395 - 402.

Jones DS, Podolsky SH, Greene JA. The burden of disease and the changing task of medicine. N Engl J Med. 2012; 366(25): 2333 - 8.

King BM. The rise, fall, and resurrection of the ventromedial hypothalamus in the regulation of feeding behavior and body weight. Physiol Behav. 2006; 87(2): 221 - 44.

Manfeld JH, Yu KK, Efthimiou E, Darzi A, Athanasiou T, Ashrafan H. Bariatric surgery or nonsurgical weight loss for idiopathic intracranial hypertension? A systematic review and comparison of meta-analyses. Obes Surg. 2017; 27(2): 513 - 21.

Muller HL. Craniopharyngioma and hypothalamic injury: latest insights into consequent eating disorders and obesity. Curr Opin Endocrinol Diabetes Obes. 2016; 23(1): 81 - 9.

Mutch DM, Clement K. Unraveling the genetics of human obesity. PLoS Genet. 2006; 2 (12): e188.

Nicholson F, Rolland C, Broom J, Love J. Effectiveness of long-term (twelve months) nonsurgical weight loss interventions for obese women with polycystic ovary syndrome: a systematic review. Int J Womens Health. 2010; 2: 393 - 9.

Pigeyre M, Yazdi FT, Kaur Y, Meyre D. Recent progress in genetics, epigenetics and metagenomics unveils the pathophysiology of human obesity. Clin Sci (London, England). 2016; 130(12): 943 - 86.

Rosenfeld A, Arrington D, Miller J, Olson M, Gieseking A, Etzl M, et al. A review of childhood and adolescent craniopharyngiomas with particular attention to hypothalamic obesity. Pediatr Neurol. 2014; 50(1): 4 - 10.

Saper CB, Lowell BB. The hypothalamus. Curr Biol. 2014; 24(23): R1111 - 6.

Schauer PR, Bhatt DL, Kirwan JP, Wolski K, Aminian A, Brethauer SA, et al. Bariatric surgery versus intensive medical therapy for diabetes — 5-year outcomes. N Engl J Med. 2017; 376(7): 641 - 51.

Schiavon CA, Bersch-Ferreira AC, Santucci EV, Oliveira JD, Torreglosa CR, Bueno PT, et al. Effects of bariatric surgery in obese patients with hypertension: The GATEWAY randomized trial (gastric bypass to treat obese patients with steady hypertension). Circulation. 2017;

Sergi G, De Rui M, Coin A, Inelmen EM, Manzato E. Weight loss and Alzheimer's disease: temporal and aetiologic connections. Proc Nutr Soc. 2013; 72(1): 160 - 5.

Sjostrom L, Narbro K, Sjostrom CD, Karason K, Larsson B, Wedel H, et al. Effects of bariatric surgery on mortality in Swedish obese subjects. N Engl J Med. 2007; 357(8): 741 - 52.

Stellar E. The physiology of motivation. Psychol Rev. 1954; 61(1): 5 - 22.

Teitelbaum P, Epstein AN. The lateral hypothalamic syndrome: recovery of feeding and drinking after lateral hypothalamic lesions. Psychol Rev. 1962; 69: 74 - 90.

Wardle J, Carnell S, Haworth CM, Plomin R. Evidence for a strong genetic infuence on childhood adiposity despite the force of the obesogenic environment. Am J Clin Nutr. 2008; 87(2): 398 – 404.

5. 肥胖症和牙周病

拉杰什·乔汉(Rajesh Chauhan)和
戴维·哈斯拉姆(David Haslam)

引　言

　　口腔健康与肥胖症和糖尿病密切相关,尤其是与摄入的糖分和淀粉食物有关。不良的饮食习惯可导致牙周病、肥胖症和糖尿病的发生。相反,健康饮食和良好的口腔卫生可以帮助逆转肥胖症,甚至改善血糖控制,并有助于降低糖尿病患者的微血管和大血管病变的风险。因此,牙科保健专业人士与全科医师和社区药房在管理肥胖症方面起着关键作用。因为几乎每个人都会看牙医,所以他们很容易接触肥胖症患者。通过传单、海报宣传以及广泛的个体辅导,在控制肥胖症和减轻代谢性疾病的健康负担方面发挥着重要作用。尽管全球的医疗体系存在显著差异,但在芝加哥已经证实了这种方法的成功。值得注意的是,如果一个合并肥胖症的糖尿病患者注意保护自己的脚部健康,那么他们的脚部会从中受益。同样,如果这个人妥善护理牙齿和牙龈,那么他们的脚部、血糖控制和整体健康也会受益。

　　口腔健康与代谢健康/疾病之间复杂的双向关联称为"口腔-全身关联"。

　　牙医应该是糖尿病多学科团队的关键成员,并且在识别那些血糖控制不佳的"糖尿病前期"患者及合并疾病的高危患者方面具有独特的优势。口腔保健专业人员和基层医疗保健专业人员应该更加密切地合作和沟通,同时对有可能将牙周病发展为慢性疾病的个体进行筛查,并对患有糖尿病和(或)肥胖的个体进行口腔检查,就像糖尿病患者定期接受视网膜、肾脏筛查和足部护理一样。

　　牙周病(periodontal disease, PD)是一种影响牙齿支持组织的传染性口腔疾病(Löe, 1993; Mealey and Ocampo, 2007; Mealey, 2006)。它通常与传统上被接受的糖尿病并发症(通常包括大血管或微血管疾病)相关。流行病学研究显示,全球超过三分之二的人口患有某种形式的慢性牙周病(Dahiya et al., 2012)。

牙周病是病原菌与宿主免疫反应之间相互作用的结果。虽然牙齿细菌是无法完全清除的,但通常数量不足以引发疾病(Graves, 2008)。持续的宿主炎症反应是导致牙周软组织和矿化组织受损的关键因素(Graves, 2008; Liu et al., 2010)。

牙周病包括牙龈炎和牙周炎。牙龈炎是指牙龈的炎症,与保留正常附着力和牙槽骨但牙周支持力减弱的牙齿有关,同时与牙菌斑的积聚有关。如果不及时治疗,牙龈炎可发展为牙周炎,牙周炎是一种更为严重的情况,在这种情况下,特定的微生物定植会导致牙周韧带和齿槽骨的进行性破坏,形成牙齿周围的袋状结构、牙齿退缩,或两者兼有(Löe, 1993)。

糖尿病

糖尿病是牙周病的一个重要危险因素,相比健康成年人,糖尿病患者牙周破坏的发生率和严重程度都会增加(Mealey, 2006; Lakschevitz et al., 2011)。患有糖尿病的人患牙周病的风险是正常人的3倍(Preshaw et al., 2012)。

另外,牙周炎的存在会增加糖尿病患者糖代谢不良控制的风险,对糖尿病的治疗效果产生不利影响(Borgnakke et al., 2013)——口腔和全身是双向关联。

2型糖尿病和肥胖症密切相关。肥胖症患者血游离脂肪酸水平会上升,促进胰岛素抵抗,从而抑制葡萄糖摄取、糖原合成和糖酵解(Tunes et al., 2010)。内脏脂肪组织会产生多种炎性脂肪激素,导致高炎症状态,改变宿主对微生物挑战的反应,进而刺激与代谢和心血管疾病相关的病理过程(Oppermann et al., 2012)。糖尿病患者更容易感染传染病,有牙周炎时,患者感染传染病的风险是普通人的2~5倍[UK Prospective Diabetes Study (UKPDS) Group, 1998]。因此,糖尿病与牙周炎之间存在着复杂的双向关系,而且它们都是进一步引发全身并发症的危险因素。

免疫反应

宿主先天免疫系统的激活会引起细胞因子诱导的反应,导致低度炎症和各种急性期标志物的增加，同时也增加了促炎细胞因子的浓度（Tunes et al.，2010）。牙龈液中的肿瘤坏死因子（TNF）-α、白细胞介素（IL）-1β、IL-6 和 IL-8 水平的升高表明这些细胞因子在炎症过程中发挥重要作用（Dahiya et al.，2012；Tunes et al.，2010）。TNF-α 在牙周炎的发病机制中具有关键作用，其浓度的增加会导致胰岛素抵抗，因为 TNF-α 可以从牙龈液进入血液循环（Mealey and Ocampo，2007）。因此，与肥胖症类似，慢性牙周感染会影响胰岛素抵抗和血糖水平。局部产生的细胞因子会进入全身循环，增强免疫反应，加重炎症状态（Tunes et al.，2010；Mealey and Rose，2008），加重糖尿病症状。

牙科职业人员的作用

牙医在教育、预防肥胖和改善糖尿病的血糖控制方面具有独特的优势。他们每天都会接触到处于不同健康阶段的患者，而医师往往在患者感到不舒服或需要医疗关注时才见到他们。因此，牙医非常适合提供关于超重、肥胖症和糖尿病口腔并发症的咨询，提供体重预防和管理的建议和教育，并实施筛查计划。例如，使用体重与身高比例或腰围测量来评估腹部脂肪积聚情况，或使用糖化血红蛋白评估血糖控制情况。此外，最重要的是，可以将超重和肥胖症患者转诊给基层医疗保健医师。

参考文献

Borgnakke WS, Ylöstalo PV, Taylor GW, Genco RJ. Effect of periodontal disease on diabetes: systematic review of epidemiologic observational evidence. J Periodontol. 2013；84（4 Suppl）：S135-52.

Dahiya P, Kamal R, Gupta R. Obesity, periodontal and general health: Relationship and management. Indian J Endocrinol Metab. 2012；16(1)：88-93.

Graves D. Cytokines that promote periodontal tissue destruction. J Periodontol. 2008；79（8 Suppl）：1585S-91S.

Lakschevitz F, Aboodi G, Tenenbaum H, Glogauer M. Diabetes and periodontal diabetes and periodontal diseases: interplay and links. Curr Diabetes Rev. 2011；7(6)：433-9.

Liu YC, Lerner UH, Teng YT. Cytokine responses against periodontal infection: protective and destructive roles. Periodontol 2000. 2010; 52: 163 – 206.

Löe H. Periodontal disease. The sixth complication of diabetes mellitus. Diabetes Care. 1993; 16 (1): 329 – 34.

Mealey BL. Periodontal disease and diabetes: A two-way street. J Am Dent Assoc. 2006; 137: 26S – 31S.

Mealey BL, Ocampo GL. Diabetes mellitus and periodontal disease. Periodontol 2000. 2007; 44: 127 – 53.

Mealey BL, Rose LF. Diabetes mellitus and infammatory periodontal diseases. Curr Opin Endocrinol Diabetes Obes. 2008; 15(2): 135 – 41.

Oppermann RV, Weidlich P, Musskopf ML. Periodontal disease and systemic complications. Braz Oral Res. 2012; 26(Suppl 1): 39 – 47.

Preshaw PM, Alba AL, Herrera D, et al. Periodontitis and diabetes: a two-way relationship. Diabetologia. 2012; 55(1): 21 – 31.

Tunes SR, Foss-Freitas MC, Nogueira-Filho GR. Impact of periodontitis on the diabetes-related infammatory status. J Can Dent Assoc. 2010; 76: a35.

UK Prospective Diabetes Study (UKPDS) Group. Intensive blood-glucose control with sulphonylureas or insulin compared with conventional treatment and risk of complications in patients with type 2 diabetes (UKPDS 33). Lancet. 1998; 352: 837 – 53.

第二部分

商业体重管理服务

6. 商业减重项目扮演的角色

凯利·L.约翰斯顿（Kelly L. Johnston）

简单来说，导致肥胖症的原因是个人长期处于持续的正能量平衡状态，实际上，其病因较为复杂，牵涉多种因素，与遗传、行为、社会经济和环境有关（American Medical Association，2014），而"缺乏意志力"并不被认为是可信的原因。肥胖症在很大程度上是可以预防的，但目前还没有公认的治疗手段（Mauro et al.，2008）。肥胖症也是一种疾病过程，世界卫生组织将其与高血压或高胆固醇血症归为一类，因为短期治疗无法彻底消除导致病发的深层生物因素（Bray and Kim，2017）。肥胖症目前被广泛认为是一种"慢性、复发性、进行性的疾病"（Bray and Kim，2017），需要接受永久性的治疗才能得到控制。不管是从预防还是治疗的角度上来看，都要通过持续综合的手段才能控制肥胖症。

虽然最近在药物和手术治疗方面取得了一些进展，但是坚持改变生活方式（如改良饮食习惯、增加体育健身活动、提升幸福感）仍是治疗肥胖症的基石。商业减重项目可供大部分人采用且容易上手，通过该项目，肥胖人群能够获取相关信息并改变生活方式以达到减重以及后续监管体重的目的。然而，尽管这些年来这类项目越来越普及和多样化，还发展出网络健身以及定制营养项目，但是不管这两者的具体方式如何，都暗示大多数人对整个商业减重项目的效果持怀疑和不信任的态度。

人们常说"节食不管用"，尤其是当提到商业减重项目的时候，而这些话几乎都出自传闻或是个人看法，没有科学依据。的确如此，Casazza 等（2013）讨论了在没有科学依据的情况下人们对肥胖问题的怀疑态度，并表示，担心这种传闻和（或）猜测若传开则可能会导致消息不灵通从而使相关人员做出错误的决策，如做出不准确的临床和公共卫生建议，还可能导致人们忽略真正有用有依据的信息。

那么考虑到商业减重项目的潜能,它在解决肥胖症蔓延问题中到底处于一种什么地位?

进一步调查后我们发现,科学界和保健从业人员能接触到的信息不管是在数量上还是在质量上都具有明显的局限性,且大多数商业途径获取的减重项目的效果并未经过专业的评估(Wee,2015)。

不过最近系统性的综述和干预试验明显增多,其中包括以调查商业减重项目的效果为首要目的的大规模的随机对照试验。

从最近 Gudzune 等(2015)对 45 项研究(其中 39 项是随机对照试验)的回顾来看,很明显可以得出:项目成功与否与其结构和监管强度有紧密联系,这是体重管理界的研究人员已经知晓几十年的结论。

减重计划,不管给出什么饮食建议或者营养补充,通常都是基于鼓励人们长期坚持执行他们选择的计划。有研究表明,会议、自助手册、互助小组、线上指导等形式的定期会面带来的额外好处,能够帮助人们达成他们立下的长期减重目标。

的确,英国国立临床规范研究所(National Institute for Clinical Excellence,NICE)的体重管理(为超重或者肥胖成年人提供的生活方式服务[Public Health Guidelines(PH53),2014])包含许多有关生活方式体重管理计划的建议,这些建议包括(但不限于)计划应该涉及多方面,包括饮食摄入、体育健身活动的强度、行为转变,专注于永久性生活方式转变以及预防未来体重增加,计划应持续至少三个月并且以一星期或两星期为一个周期。

至于有关行为体重管理计划的科学依据,一项最近有关效能试验的系统性评论(Hartmann-Boyce et al.,2014)将多方面的行为体重管理计划与对照组(在日常背景下进行的试验)进行对比,结果表明商业干预能有效达到减重目的,并且没有证据显示基础医疗保健机构内接受过体重管理训练的全能基础医疗保健团队带来的干预达到了减重目的。此外,有研究数据显示(Jolly et al.,2011),相比之下商业减重项目比基础医疗保健机构专业人员提供的服务更有效且成本更低。因为基础医疗保健机构专业人员提供的服务没什么效果,显得商业减重项目更具有成为体重管理的一环的潜力。

人们接受了这些数据的结果,就这样英格兰发明了一种清晰易懂的方法,专门为有需求的人们提供适当等级的体重管理干预(NHS, 2014)。第2级包含有科学依据的体重管理服务,由基础医疗保健提供个人化干预,同时商业减重项目也有科学依据支持,在这一环节的基础作用也不断加强。第3级的体重管理服务适用于一些传统减重方法可能不管用、需要专业干预,或者需求较为复杂、第2级的服务无法充分满足的患者(Office of National Statistics, 2016),这种情况下专业干预尤其重要,因为专业干预不仅免去了昂贵的手术,还为那些其他方法不起作用的肥胖人群提供了一种更高效的手段。第3级提供的干预手段包括但不限于行为转变策略、体育健身活动激励、饮食建议以及搭配诸如心理疗法、药物疗法、低热量和超低热量饮食(配方饮食)(NHS England Specialised Commissioning, 2017);其中,最后两种方法被广泛认为是商业减重项目提供的最有效的方法。

然而,英国NHS委员理事会为复杂且专业的肥胖手术制定的大纲明确声明:治疗应涉及多个方面。所有的体重管理计划都应包含对患者进行非手术评估、治疗及改变其生活方式,如优化饮食、增加体育健身活动和行为干预。还需要能提供低热量和超低热量饮食、药物疗法、心理疗法以及专业的体重管理计划等强化治疗(NHS Commissioning Board, 2013)。尽管越来越多的证据明确显示商业减重项目有效果,但商业减重项目第3级的作用几乎可以忽略不计。一项采用全饮食替代(825~853千卡/天[①],持续3~5个月的配方饮食)、阶梯化食物重新引入和结构化的长期减重管理等干预方法的糖尿病缓解临床试验(Lean et al., 2018)结果表明,在12个月的时间里,几乎半数参与者的肥胖症得到缓解,达到一种非糖尿病的状态,且不需要服用抗糖尿病药物,起到缓解2型糖尿病的作用。2型糖尿病是肥胖症的一种主要伴随疾病,是基础医疗保健的治疗对象。除此以外,医师推荐超重人群低热量全饮食替代治疗试验(Astbury et al., 2018)的目的在于检验临床有效性、可行性,以及与通常的基础医疗保健体重管理干预方法相比,对推荐低热量全饮食替代计划的接受度,该试验总结了该项全饮食替代计划,加上行为协助,比基础医疗保健平时治疗肥胖症的方法要有效得多。此外,糖尿病缓解临床试验和医师推荐

---

① 译者注:1千卡(kcal)≈4.186千焦(kJ)。

超重人群低热量全饮食替代治疗试验都具有较高的患者接受度。目前,我们明白了"慢而稳"带来成功是种错误观点(Purcell et al., 2014),如果你体重本来就降得很慢,那你就不太可能成功保持体重稳定下降,事实上,在迅速减少肥胖症伴随疾病病发方面(如脂肪肝、高血糖),快速降低体重能带来更大的好处,目前就应该推广商业减重项目,因为它已经展现了自身成本低、高效的优点。

虽然预防肥胖症很明显应该成为公共卫生的首要任务,但对于数百万肥胖人群来说,目前缺乏有效、接受度高、立即可用的治疗手段,最终会为保健系统和经济领域带来长期的重大挑战。

体重管控的关键在于个人对于不同的结构化方法总是有不同反馈。所以从长远来看,我们到底希望商业减重项目在防止和减少肥胖症蔓延的过程中扮演什么角色?按理来说,不管是哪种治疗方法,都要考虑到个性化照顾和患者的偏好,这极其重要。换句话说,"最有效"的减重计划往往是你能坚持的那个。因此,综合考虑不同因素,如要减多少重量、个人的健康状况和身材、拟定计划的成本问题,然后做出正确选择,这对长期坚持并取得成功是至关重要的,不过衡量标准会很主观。

参考文献

American Medical Association. AMA adopts new policies on second day of voting at annual meeting. 2014. http://www.ama-assn.org/ama/pub/news/news/2013/2013-06-18-new-ama-policiesannual-meeting.page.

Astbury NM, Aveyard P, Nickless A, Hood K, Corfeld K, Lowe R, Jebb SA. Doctor Referral of Overweight People to Low Energy total diet replacement Treatment (DROPLET): a pragmatic randomised controlled trial. BMJ. 2018; 362: 3760.

Bray GA, Kim KK. Obesity: a chronic relapsing progressive disease process. A position statement of the World Obesity Federation Wilding. 2017; https://doi.org/10.1111/obr.12551.

Casazza K, et al. Myths, presumptions, and facts about obesity. N Engl J Med. 2013; 368: 446 – 54. https://doi.org/10.1056/NEJMsa1208051.

Gudzune KA, Doshi RS, Mehta AK, Chaudhry ZW, Jacobs DK, Vakil RM, et al. Efficacy of commercial weight-loss programs. An updated systematic review. Ann Intern Med. 2015;

162: 501 – 512. [Pub Med: 25844997]

Hartmann-Boyce J, Johns DJ, Jebb SA, Summerbell C, Aveyard P. Behavioural weight management programmes for adults assessed by trials conducted in everyday contexts: systematic review and meta-analysis. Obes Rev. 2014; 15(11): 920 – 32. https://doi.org/10.1111/obr.12220.

K. L. Johnston39 Jolly K, Lewis A, Beach J, et al. Comparison of range of commercial or primary care led weight reduction programmes with minimal intervention control for weight loss in obesity: lighten up randomised controlled trial. BMJ. 2011; 343: d6500.

Lean MEJ, et al. Primary care-led weight management for remission of type 2 diabetes (DiRECT): an open-label, cluster-randomised trial. The Lancet. 2018; 391 (10120): 541 – 51.

Mauro M, Taylor V, Wharton S, Sharma AM. Barriers to obesity treatment. Eur J Intern Med. 2008; 19: 173 – 80.

NHS. Report of the working group into: joined up clinical pathways for obesity. 2014. https://www.england.nhs.uk/wpcontent/uploads/2014/03/owg-join-clinc-path.pdf (accessed September 2018).

NHS Commissioning Board. 2013 NHS Commissioning Board guidelines for complex and specialised obesity surgery. 2013. https://www.england.nhs.uk/wp-content/uploads/2016/05/appndx-6-policy-sev-comp-obesity-pdf.pdf

NHS England Specialised Commissioning. Commissioning Guidance to support devolution to CCGs of adult obesity services in 2016/2017. 2017.

Offce of National Statistics. Mid-2015 population estimates for Clinical Commissioning Groups (CCGs) in England by single year of age and sex — national statistics. https://www.ons.gov.uk/peoplepopulationandcommunity/populationandmigration/populationestimates/datasets/clinicalcommissioninggroupmidyearpopulationestimates.Pub Oct2016.

Public Health Guidelines (PH53). Weight management: lifestyle services for overweight or obese adults Public Health guidelines (PH53), May 2014. https://www.nice.org.uk/guidance/ph53 (accessed 13 Sept2018)

Purcell K, et al. The effect of rate of weight loss on long-term weight management: a randomised controlled trial. The Lancet. 2014; 12(2): 954 – 62.

Wee CC. The role of commercial weight-loss programs. Ann Intern Med. 2015; 162(7): 522 – 3. https://doi.org/10.7326/M15-0429.

7. 低热量和超低热量饮食在肥胖症和 2 型糖尿病中扮演的角色

阿德里安·布朗（Adrian Brown）

引 言

肥胖症和 2 型糖尿病（type 2 diabetes，T2D）是全球保健面临的两大难题。据估计，肥胖症困扰着全球大约 6.037 亿成年人，覆盖率达 12%（Afshin et al.，2017），同时糖尿病困扰着全球大约 4.63 亿人（International Diabetes Federation，2019）。在英国，情况类似，目前有 390 万人被诊断出患有糖尿病，大约 90% 患的是 2 型糖尿病，80% ~ 85% 的人属于超重或肥胖（UK Diabetes，2019）。肥胖症和 2 型糖尿病继续蔓延直接为保健服务带来了不小压力，也间接为全社会带来了很大压力，包括由疾病和残疾导致的产能下降（Dee et al.，2014）。目前估算数据表明，肥胖症在全球的影响可能会约等于 2 万亿美元或者 2.8% 的全球国家的国内生产总值（Dobbs et al.，2014），糖尿病的影响约等于 1.31 万亿美元或者 1.8% 全球国家的国内生产总值（Bommer et al.，2017）。因此，这两种疾病组合起来能够造成很大影响，不管是对全球还是英国的保健而言，不管是对现在还是未来而言都是如此。

很明显，肥胖症和 2 型糖尿病患者数量史无前例地大增，传统的体重管理和干预方法很难有效控制该疾病持续蔓延，因此目前急需新的更有效的治疗手段。

肥胖症管理中的低热量和超低热量饮食

肥胖症饮食管理是个很复杂的难题，对于肥胖症临床专家来说可供选择的饮食也有很多种。其中一种是配方饮食，包括低热量饮食（low energy diets，

LED）和超低热量饮食（very low energy diets，VLED）。超低热量饮食提供的热量不高于 800 千卡/天，低热量饮食提供的热量为 800～1 200 千卡/天。配方饮食的目的在于完全替代个人的日常能量摄入，称为全饮食替代（total diet replacements，TDR），或者包含到传统饮食中，这种情况称作部分饮食替代。每种个人产品提供大约 200 千卡热量，提供 30%～33% 日常所需的维生素和矿物质，通常以流质食物、条状食物、汤类食物的形式摄入。设计这些产品的目的在于快速引起体重下降，同时保持瘦体重的状态。其中一个好处就是免去了一些日常决定如决定吃什么，还能帮助患者更直观地观察到他们的饮食行为（Brown et al.，2015；Brown and Leeds，2019；Leeds，2014）。

临床试验的数据显示，低热量饮食和超低热量饮食两者都能有效引起临床体重骤降（Astbury et al.，2018；Brown et al.，2020；Johansson et al.，2014；Lean et al.，2017；Parretti et al.，2016；Tsai and Wadden，2006）。全饮食替代阶段一般会持续 8～16 周，使用低热量饮食和超低热量饮食都会产生 10～16 kg 体重下降或者 10%～15% 体重下降（Brown et al.，2015；Brown and Leeds，2019；Leeds，2014）。每周体重下降介于 1～3 kg（Leeds，2014；Lean，2011；Saris，2001），但是要知道个体之间会有所不同（Lean et al.，2013）。虽然理论上采用超低热量饮食的患者会比采用低热量饮食的患者掉的体重更多，但是在 8 周或者 16 周的时间里比较两类患者的体重下降量时，并没有发现明显的区别（Christensen，2011）。目前就全饮食替代阶段的时长问题，还没有达成共识，但是英国 NICE 表示该阶段最长需要持续 12 周，连续 12 周或者断断续续加起来 12 周（NICE，2014）。在一所临床保健机构内，一项"平衡+计划"试验研究得出证据表明，同时采用低能量饮食和结构化体重管理服务将会成为有效的手段，12 个月后平均体重下降 12.4 kg±11.4 kg（Lean et al.，2013）。最近，同一个研究小组得出了新数据，288 名患者在 12 个月里的体重平均下降 10.5 kg，其中 22.1% 的患者体重下降≥15 kg（Mccombie et al.，2018），这表明在临床机构里采用配方饮食是极其高效的。

目前，全球的保健服务不足以应对全球减重计划需求；因此基础医疗保健与肥胖人群合作或许是个办法（Brown et al.，2015；Brown and Leeds，2019；Leeds，2014）。超重人群低热量全饮食替代治疗试验（doctor referral of overweight people to low energy total diet replacement treatment, DROPLET)的务实随机对照试验(Astbury et al., 2018)表明,全科医师推荐的商业低热量饮食能在 12 个月的时间里带来显著效果。与传统保健相比,参与患者在全饮食替代项目中体重下降了更多(由下降 4.5 kg 涨至下降 10.7 kg),糖化血红蛋白、空腹血糖值、血液甘油三酯水平升高更多,胰岛素敏感性提升更大,两者是相互联系的。

过去人们担心全饮食替代阶段结束后重新摄入正常食物会导致体重回升;有报告显示,采用超低热量饮食的患者有 62% 出现体重回升现象,采用低热量饮食患者的这一比例为 41%(Tsai and Wadden, 2006;Saris, 2001)。有研究证据显示,长期的体重管理取得了成功,尤其是采用了行为转变、间或使用配方产品以及之后阶段摄入高蛋白低糖饮食的人群(Johansson et al., 2014;Christensen et al., 2017;Larsen et al., 2010;Mulhollan et al., 2012)。有趣的是,关注糖尿病健康行动(Action for Health in Diabetes, AHEAD)试验表明,可以从第一年达成的体重下降(≥10%)程度预测出 4 年后体重下降管理的结果(Wadden et al., 2011)。此外,慢而稳的减重比迅速体重下降更有效的理念受到了挑战(Coutinho et al., 2018;Purcell et al., 2014)。在一项研究中,对一组人群采用超低热量饮食超过 12 周,成功减重≥12.5%;对另一组则采用降低饮食热量的方法(400~500 千卡/天,低于平常)持续 36 周以上,对比两组发现减重率后发现,这两组饮食方式对比,144 周以来体重回升多少没有影响(Purcell et al., 2014)。

一系列系统性审查表明,超低热量饮食和低热量饮食,再加上行为改变,对于改善心血管健康标志物有益,这些标志物包括血压、腰围和血脂含量(Parretti et al., 2016;Mulholland et al., 2012;Rehackova et al., 2017)。从其他的临床试验来看,配方饮食在实现临床体重骤降和缓解一系列肥胖症伴随疾病症状方面同样有效,如伴随骨关节炎(Christensen et al., 2011,2017)、睡眠窒息症(Johansson et al., 2011;Tuomilehto et al., 2009)、生育方面问题(van Dam et al., 2004)以及做减重手术之前减小肝脏体积(Fris, 2004)。

采用低热量饮食和超低热量饮食需要经过慎重考虑,对于有 2 型糖尿病等肥胖症并发症的患者最好要接受相应的医学指导,这些患者可能需要一些药物协助调整以及避免其他综合征。在开始使用配方饮食的早期体重迅速下降阶段,患者可能会产生副作用,如便秘、疲劳、头痛、头晕(Brown and Leeds,2018)。1 500 名女性患者中没有人出现急性痛风,700 名男性在全饮食替代早期减重阶段有 6 名出现急性痛风,在这个阶段很少发现胆石症,胆石症在体重维护阶段较为常见(Brown et al., 2020;Saris, 2001;Christensen et al., 2018;Wadden et al., 1983)。对于大多数患者,配方饮食引发的副作用一般较为温和,容易解决。

最后,对于某些肥胖症患者群体,目前是不允许使用配方饮食的,因为这会增加医疗风险,这些群体包括 18 岁以下的儿童、老年人(75 岁以上)、精神障碍者、孕妇或者哺乳期的女性、心血管疾病患者、急性或慢性肾衰竭患者(Brown et al., 2015)。

低热量和超低热量饮食缓解 2 型糖尿病

目前国际上对于糖尿病饮食管理的饮食指导各个国家差异较大,推荐饮食里的大量营养素含量差异较大(Ajala et al.,2013)。这可能会让临床医师和患者感到困惑,不知道选哪一个能达到他们的减重控糖目标。

强化饮食和生活方式干预仍是肥胖症和 2 型糖尿病患者接受治疗的基石(Brown et al., 2017)。对于 2 型糖尿病患者,若将强化生活方式(intensive lifestyle interventions, ILI)与标准化糖尿病教育作对比,就像关注糖尿病健康行动试验里的一样,强化生活方式能够带来更好的减重和控糖效果,也能更有效地缓解 2 型糖尿病。在一项有关关注糖尿病健康行动试验的事后分析中(Gregg et al., 2012),1 年时间内采用强化生活方式的患者的症状缓解了11.5%,对照组的这一比例则为 2%,但缓解效果逐年下降,4 年后前者仅为7%,对照组则为 0。将其他的饮食方法如低糖的地中海饮食与低脂饮食进行对比来看,一年内缓解效果为 14.7%,但是和关注糖尿病健康行动试验一样,都随着时间延长效果降低,在接下来的 6 年里降低到了 5%(Esposito et al.,2014)。

在最新对 2 型糖尿病患者的研究显示,要起到缓解 2 型糖尿病的作用,需要减重大约 15 kg 以上(Lean et al., 2017; Lean, 2011; Dixon et al., 2008)。然而,一项对于 2 型糖尿病患者标准化减重干预的系统性审核发现,即使是临床试验,减重最低为 2.4 kg,最高为 8.5 kg(Franz, 2015),这些数据远低于减重手术后的数据,更是远低于需要缓解 2 型糖尿病的数据。

减重手术仍然是治疗肥胖和 2 型糖尿病最有效的方法(Colquit et al., 2014; Cummings and Rubino, 2018)。尽管如此,全世界每年仅有一小部分患者有资格进行手术(Welbourn et al., 2016)。一般来说,术后两年会减重 20%~35%(Miras and Le roux, 2013),并且 2 型糖尿病患者病情缓解率将达到 30%~95%(Buchwald et al., 2009; Rubino et al., 2017),缓解率因手术类型而异,且会随着时间而降低(Schauer et al., 2017; Yu et al., 2015)。减重手术能够使 2 型糖尿病患者有所好转的具体原理还未被完全破解,但是好转现象被认为包括胃肠激素的变化、胆汁酸变化、微生物组变化以及饮食偏好变化(Miras and Le roux, 2013; Batterham and Cummings, 2016)。最近,有专家建议减重手术后马上产生的能量摄入急剧缩减在胃分流术和胆胰分流术后早期好转阶段起到一个关键作用(Jackness et al., 2013; Lips et al., 2014; Steven et al., 2016b)。因此,由于目前减重手术极度不普及、相关综合征的产生、目前临床手术实践较为低效,急需其他有效的方法来弥补这块治疗空白,以临床的方式达到减重目的。超低热量和低热量饮食目前被认为能够弥补这个缺陷(Brown et al., 2015; Lean et al., 2017)。

在治疗 2 型糖尿病时采用配方饮食并不是新鲜事,自 20 世纪 90 年代起就有相关记载,其中两项随机试验表明超低热量饮食的采用能够极大地降低血糖和体重(Wing et al., 1994, 1991)。那些减重最多的患者糖化血红蛋白的好转也是最大的(Wing et al., 1994)。

极低密度脂蛋白-1(very low density lipoprotein-1, VLDL - 1)转运甘油三酯的能力是缓解 2 型糖尿病的关键(Al-mrabeh et al., 2020; Taylor et al., 2018)。

这些研究被扩展至基础医疗保健内的全面临床试验,这些试验被称为糖尿病缓解临床试验(the diabetes in remission clinical trial, DiRECT)。该试验的目的在于评估采用低热量饮食 8~20 周之后再继续长期的体重维护是否会缓解过去 6 年里 2 型糖尿病患者的病情(Lean et al., 2017)。在这项随机研究中,306 名肥胖患者将随机参与英国最好的 NHS 保健服务以及强化结构化体重管理计划,或者仅参与前者。研究主要有两个结果: 第一,2 型糖尿病得到缓解,指标为糖化血红蛋白<6.5% (48 mmol/mol)并且 2~12 个月不需要服用任何抗糖尿病药物;第二,减重 15 kg。

12 个月内,带着分析治疗的目的,低热量饮食组有 46% 患者出现 2 型糖尿病病情缓解,对照组仅有 4%。低热量饮食组平均减重 10 kg,对照组则为 1 kg,同时前者还有 24% 的患者减重≥15 kg,而对照组则没有人达到减重≥15 kg。最近两年数据显示,这些益处是可持续的,包括减重(7.6%)和病情缓解(36%)(Lean et al., 2019)。和之前研究类似,对于那些减重≥15 kg 的患者,病情缓解程度在 12 个月内达到 86%,在 24 个月内达到 73% 的患者来说,减重程度与病情缓解程度是相互联系的(Lean et al., 2019)。将这些观察扩展开来,最近来自中东的研究数据显示,挑选更年轻、病期更短的患者使用强化低热量饮食计划能达到更好的病情缓解效果(61%),甚至是可使血糖回归正常(糖化血红蛋白<5.7%;33%)(Taheri et al., 2020)。这些数据显示了英国-欧洲人口以及中东人口和北非-非欧洲人口在基础医疗保健机构里都能有效缓解 2 型糖尿病的病情。糖尿病缓解临床试验(Lean et al., 2017),糖尿病干预强化饮食和促进代谢试验(Taheri et al., 2020)以及其他之前采用超低热量饮食的试验的确带领我们朝着可能研究出管理和缓解 2 型糖尿病新手段的方向前进。然而,还有问题等待解答,问题解决之后该方法才能在临床实践中得到广泛运用。

英国有超过 300 万名 2 型糖尿病患者,下面的首要任务就是将关注点放在潜在应答反应的患者身上;因此关注那些更可能做出应答反应的患者是促进这种计划低成本转向临床实践的关键。糖尿病临床缓解试验里的机械学论文表明,病情缓解与保持减重、胰岛 β 细胞功能的持续恢复、恢复第一阶段胰岛素反应以及极低密度脂蛋白对甘油三酯是运输而无分泌作用有关(Al-mrabeh et al., 2020; Taylor et al., 2018)。然而,这些变量在日常实践中还不可测,因此未来可能依赖于使用替代标志物来识别潜在的应答者。

直到最近,这种来自缓解临床试验的数据都将靠胰岛素治疗的高龄 2 型糖尿病患者排除在外,只限于那些病程少于 6 年的患者。这个问题在最近一篇对靠胰岛素治疗的患者采用低热量饮食的研究的论文中得到解决(Brown et al.,2020)。12个月内39.4%的患者在进行低热量饮食全饮食替代后停止了胰岛素的治疗,并且胰岛素需求下降了47.3 U;而对照组12个月内5.6%的患者在进行低热量饮食全饮食替代后停止了胰岛素的治疗,并且胰岛素需求下降了33.3 U。此外,全饮食替代计划带来的减重效果更好(9.8 kg vs 5.6 kg),而且糖化血红蛋白的含量在12个月内大幅降低。这表明了全饮食替代干预能够有效且安全地用于管理接受胰岛素治疗的肥胖症患者和2型糖尿病患者。

到目前为止,所有临床试验里配有的协助人员接触患者的次数要高于目前许多临床服务工作人员与患者接触的次数。这种高强度接触是试验取得有效体重维护的原因之一,因为有证据显示提高接触次数有助于体重维护(Wadden et al.,2011)。因此,在将计划运用于临床实践的过程中要考虑接触频率这个关键因素。

而且,采用全饮食替代计划对于缓解糖尿病的长期效果还未完全得出科学解释,数据目前也仅限于两年时间,他们对于减少糖尿病综合征发生的作用也并不知晓(UK Diabetes, 2018)。未来进一步的研究毫无疑问会解除这些限制。

总　结

从目前证据来看,低热量和超低热量饮食在治疗肥胖症及其并发症和缓解病程短于6年的2型糖尿病时应该被临床医师纳入考虑范围。很重要的一点是要明白任何饮食干预手段都不是单独的治疗方法,需要多方面多学科的治疗手段,包括锻炼、行为转变和医疗监管,低热量和超低热量饮食没有区别(NICE,2014)。因此,在考虑配方饮食之前,医疗、饮食、理想的心理评估都应考虑到。在实施生活方式干预措施之前,应先设定切实可行的实际目标,以避免患者在接受干预措施过程中产生任何潜在的失望感和挫败感。一项重要观察是,患者中有有应答反应者也有无应答反应者,要让患者明白不是所有患者病情都能成功缓解。这些因素已经部分被提到,还需要更多的研究才能在临床试验中得到更有效的方法。另外很关键的一点是要继续监管那些病情已经得到缓解的患者,至少要一年一次,看是否产生其他综合征(UK Diabetes, 2018)。

目前就全饮食替代方法论时间、食物重新引入、体重维护以及是否采用了低热量和超低热量饮食而言,文献里还存在较大的异质性,意味着选出最佳的实践指导仍是一个难题。一般全饮食替代阶段持续 12 周,其中有 4~12 周的食物重新引入,之后会有长期的体重维护。"急救包"包含临时采用全饮食替代阶段或间或使用配方产品的方法,还将有助于体重维护,应该将其纳入考虑范围(Lean et al., 2017; Christensen et al., 2017)。

作为临床医师,我们需要听患者讲述他们的饮食转变方面的偏好,他们要愿意转变且能坚持下去,有研究者认为这是最重要的一个因素(Johansson et al., 2014)。因此,应该由患者来做出最终决定,由他们选择采用什么样的配方饮食,饮食专家和保健团队起辅助他们达到目标的作用。

参考文献

Afshin A, Forouzanfar MH, Reitsma MB, Sur P, Estep K, Lee A, et al. health effects of overweight and obesity in 195 countries over 25 years. N Engl J Med. 2017; 377: 13 – 27.

Ajala O, English P, Pinkney J. Systematic review and meta-analysis of different dietary approaches to the management of type 2 diabetes. Am J Clin Nutr. 2013; 97: 505 – 16.

Al-mrabeh A, Zhyzhneuskaya SV, Peters C, Barnes AC, Melhem S, Jesuthasan A, et al. Hepatic lipoprotein export and remission of human Type 2 diabetes after weight loss. Cell Metab. 2020; 31: 233 – 249. e4.

Astbury NM, Aveyard P, Nickless A, Hood K, Corfeld K, Lowe R, et al. Doctor referral of overweight people to low energy total diet replacement treatment (DROPLET): pragmatic randomised controlled trial. BMJ. 2018; 362: K3760.

Batterham RL, Cummings DE. Mechanisms of diabetes improvement following bariatric/metabolic surgery. Diabet Care. 2016; 39: 893 – 901.

Bommer C, Heesemann E, Sagalova V, Manne-goehler J, Atun R, Barnighausen T, Vollmer S. The global economic burden of diabetes in adults aged 20 – 79 years: a cost-of-illness study. Lancet Diabet Endocrinol. 2017; 5: 423 – 30.

Brown A, Leeds AR. Very low-energy and low-energy formula diets: Effects on weight loss, Obesity co-morbidities and type 2 diabetes remission — an update on the evidence for their use in clinical practice. Nutr Bull. 2019; 44: 7 – 24.

Brown A, Leeds AR. Very low-energy and low-energy formula diets: Effects on weight loss, Obesity co-morbidities and type 2 diabetes remission — an update on the evidence for their use in clinical practice. Nutr Bull. 2019; 44: 7 – 24.

Brown A, Taheri S. Very-low-energy diets for weight loss in patients with kidney disease. J Kidney Care. 2018; 3: 14 – 22.

Brown A, Frost G, Taher IS. Is there a place for low-energy formula diets in weight management. Br J Obes. 2015; 3: 84 – 119.

Brown A, Guess N, Dornhorst A, Taheri S, Frost G. Insulin-associated weight gain in obese type 2 diabetes mellitus patients: What can be done? Diabetes Obes Metab. 2017; 19: 1655 – 68.

Brown A, Dornhorst A, Mcgowan B, Omar O, Leeds AR, Taheri S, Frost GS. Low-energy total diet replacement intervention in patients with type 2 diabetes mellitus and obesity treated with insulin: a randomized trial. BMJ. 2020; 8: E001012.

Buchwald H, Estok, Fahrbach K, Banel D, Jensen MD, Porais WJ, et al. Weight and Type 2 Diabetes after Bariatric Surgery: Systematic Review and Meta-analysis. The American Journal of Medicine. 2009; 122(3): 248 – 56.

Christensen P, Bliddal H, Riecke BF, Leeds AR, Astrup A, Christensen R. Comparison of a lowenergy diet and a very low-energy diet in sedentary obese individuals: a pragmatic randomized controlled trial. Clin Obesity. 2011; 1: 31 – 40.

Christensen P, Henriksen M, Bartels EM, Leeds AR, Larsen TM, Gudbergsen H, et al. Long-term weight-loss maintenance in obese patients with knee osteoarthritis: a randomized trial. Am J Clin Nutr. 2017; 106: 755 – 63.

Christensen P, Meinert Larsen T, Westerterp-Plantenga M, Macdonald I, Martinez JA, Handjiev S, et al. Men and women respond differently to rapid weight loss: metabolic outcomes of a multi-centre intervention study after a low-energy diet in 2500 overweight, individuals with pre-diabetes (PREVIEW). Diabetes Obes Metab. 2018; 20: 2840 – 51.

Colquitt JL, Pickett K, Loveman E, Frampton GK. Surgery for weight loss in adults. Cochrane Database Syst Rev. 2014; 8: CD003641.

Coutinho SR, With E, Rehfeld JF, Kulseng B, Truby H, Martins C. The impact of rate of weight loss on body composition and compensatory mechanisms during weight reduction: a randomized control trial. Clin Nutr. 2018; 37: 1154 – 62.

Cummings DE, Rubino F. Metabolic surgery for the treatment of type 2 diabetes in obese individuals. Diabetologia. 2018; 61: 257 – 64.

Dee A, Kearns K, O'neill C, Sharp L, Staines A, O'dwyer V, et al. The direct and indirect costs of both overweight and obesity: a systematic review. BMC Res Notes. 2014; 7: 242.

Dixon JB, O'brien PE, Playfair J, Chapman L, Schachter LM, Skinner S, et al. Adjustable gastric banding and conventional therapy for type 2 diabetes: a randomized controlled trial. JAMA. 2008; 299: 316 – 23.

Dobbs R, Sawers C, Thompson F, Manyika J, Woetzel J, Child P, et al. Overcoming obesity: An initial economic analysis. New York: McKinsey; 2014.

Esposito K, Maiorino MI, Petrizzo M, Bellastella G, Giugliano D. The effects of a Mediterranean diet on the need for diabetes drugs and remission of newly diagnosed type 2 diabetes: followup of a randomized trial. Diabetes Care. 2014; 37: 1824 – 30.

Franz MJ, Boucher JL, Rutten-ramos S, Vanwormer JJ. Lifestyle weight-loss intervention outcomes in overweight and obese adults with type 2 diabetes: a systematic review and metaanalysis of randomized clinical trials. J Acad Nutr Diet. 2015; 115: 1447 – 63.

Fris RJ. Preoperative low energy diet diminishes liver size. Obes Surg. 2004; 14: 1165 – 70.

Gregg EW, Chen H, Wagenknecht LE, Clark JM, Delahanty LM, Bantle J, et al. Association of an intensive lifestyle intervention with remission of type 2 diabetes. JAMA. 2012; 308: 2489 – 96.

International Diabetes Federation. IDF diabetes atlas. Brussels, Belgium: International Diabetes Federation; 2019.

Jackness C, Karmally W, Febres G, Conwell IM, Ahmed L, Bessler M, et al. Very low-calorie diet mimics the early benefcial effect of Roux-en-Y gastric bypass on insulin sensitivity and betacell function in type 2 diabetic patients. Diabetes. 2013; 62: 3027 – 32.

A. Brown Johansson K, Hemmingsson E, Harlid R, Trolle lagerros Y, Granath F, Rossner S, et al. Longer term effects of very low energy diet on obstructive sleep apnoea in cohort derived from randomised controlled trial: prospective observational follow-up study. BMJ. 2011; 342: D3017.

Johansson K, Neovius M, Hemmingsson E. Effects of anti-obesity drugs, Diet, And exercise on weight-loss maintenance after a very-low-calorie diet or low-calorie diet: a systematic review and meta-analysis of randomized controlled trials. Am J Clin Nutr. 2014; 99: 14 – 23.

Larsen TM, Dalskov SM, Van Baak M, Jebb SA, Papadaki A, Pfeiffer AF, et al. Diets with high or low protein content and glycemic index for weight-loss maintenance. N Engl J Med. 2010; 363: 2102 – 13.

Lean M. VLED and formula LED in the management of type 2 diabetes: defning the clinical need and research requirements. Clin Obes. 2011; 1: 41 – 9.

Lean M, Brosnahan N, Mcloone P, Mccombie L, Higgs AB, Ross H, et al. Feasibility and indicative results from a 12-month low-energy liquid diet treatment and maintenance programme for severe obesity. Br J Gen Pract. 2013; 63: E115 – 24.

Lean ME, Leslie WS, Barnes AC, Brosnahan N, Thom G, Mccombie L, et al. Primary care-led weight management for remission of type 2 diabetes (DiRECT): an open-label, cluster-randomised trial. Lancet. 2017; 391: 541 – 51.

Lean MEJ, Leslie WS, Barnes AC, Brosnahan N, Thom G, Mccombie L, et al. Durability of a primary care-led weight-management intervention for remission of type 2 diabetes: 2-year results of the DiRECT open-label, cluster-randomised trial. Lancet Diabetes Endocrinol. 2019; 7: 344 – 55.

Leeds AR. Formula food-reducing diets: a new evidence-based addition to the weight management tool box. Nutr Bull. 2014; 39: 238 – 46.

Lim EL, Hollingsworth KG, Aribisala BS, Chen MJ, Mathers JC, Taylor R. Reversal of type 2 diabetes: normalisation of beta cell function in association with decreased pancreas and liver triacylglycerol. Diabetologia. 2011; 54: 2506 – 14.

Lips MA, De Groot GH, Van Klinken JB, Aarts E, Berends FJ, Janssen IM, et al. Calorie restriction is a major determinant of the short-term metabolic effects of gastric bypass surgery in obese type 2 diabetic patients. Clin Endocrinol. 2014; 80: 834 – 42.

Mccombie L, Brosnahan N, Ross H, Bell-higgs A, Govan L, Lean MEJ. Filling the intervention gap: service evaluation of an intensive nonsurgical weight management programme for severe and complex obesity. J Hum Nutr Diet. 2018;

Miras AD, Le roux, C. W. Mechanisms underlying weight loss after bariatric surgery. Nat Rev Gastroenterol Hepatol. 2013; 10: 575 – 84.

Mulholland Y, Nicokavoura E, Broom J, Rolland C. Very-low-energy diets and morbidity: a systematic review of longer-term evidence. Br J Nutr. 2012; 108: 832 – 51.

NICE. Obesity: identifcation, assessment and management of overweight and obesity in children, young people and adults: partial update of CG43. London: National Institute for Health and Care Excellence; 2014.

Parretti HM, Jebb SA, Johns DJ, Lewis AL, Christian-brown AM, Aveyard P. Clinical effectiveness of very-low-energy diets in the management of weight loss: a systematic review and metaanalysis of randomized controlled trials. Obes Rev. 2016; 17: 225 – 34.

Purcell K, Sumithran P, Prendergast LA, Bouniu CJ, Delbridge E, Proietto J. The effect of rate of weight loss on long-term weight management: a randomised controlled trial. Lancet Diabetes Endocrinol. 2014; 2: 954 – 62.

Rehackova L, Araujo-soares V, Adamson AJ, Steven S, Taylor R, Sniehotta FF. Acceptability of a very-low-energy diet in Type 2 diabetes: patient experiences and behaviour regulation. Diabet Med. 2017; 34: 1554 – 67.

Rolland C, Mavroeidi A, Johnston KL, Broom J. The effect of very low-calorie diets on renal and hepatic outcomes: a systematic review. Diabetes Metab Syndr Obes. 2013; 6: 393 – 401.

Rubino F, Nathan DM, Eckel RH, Schauer PR, Alberti KG, Zimmet PZ, et al. Metabolic surgery in the treatment algorithm for type 2 diabetes: a joint statement by international diabetes organizations. Obes Surg. 2017; 27: 2 – 21.

Saris WH. Very-low-calorie diets and sustained weight loss. Obes Res. 2001; 9 (Suppl 4): 295s – 301s.

Schauer PR, Bhatt DL, Kirwan JP, Wolski K, Aminian A, Brethauer SA, Navaneethan SD, Singh RP, Pothier CE, Nissen SE, Kashyap SR. Bariatric surgery versus intensive medical therapy for diabetes — 5-year outcomes. N Engl J Med. 2017; 376: 641 − 51.

Steven S, Taylor R. Restoring normoglycaemia by use of a very low calorie diet in long- and shortduration type 2 diabetes. Diabet Med. 2015; https://doi.org/10.1111/dme.12722.

Steven S, Carey PE, Small PK, Taylor R. Reversal of Type 2 diabetes after bariatric surgery is determined by the degree of achieved weight loss in both short- and long-duration diabetes. Diabet Med. 2015; 32: 47 − 53.

Steven S, Hollingsworth KG, Al-mrabeh A, Avery L, Aribisala B, Caslake M, et al. Very-lowcalorie diet and 6 months of weight stability in type 2 diabetes: pathophysiologic changes in responders and nonresponders. Diabetes Care. 2016a; https://doi.org/10.2337/dc15-1942.

Steven S, Hollingsworth KG, Small PK, Woodcock SA, Pucci A, Aribasala B, et al. Calorie restriction and not glucagon-like peptide-1 explains the acute improvement in glucose control after gastric bypass in Type 2 diabetes. Diabet Med. 2016b; 33: 1723 − 31.

Taheri S, Zaghloul H, Chagoury O, Elhadad S, Ahmed SH, El Khatib N, et al. 2020. Effect of intensive lifestyle intervention on bodyweight and glycaemia in early type 2 diabetes (DIADEM-I): an open-label, parallel-group, randomised controlled trial, 33, 1723 − 1731 Lancet Diabetes Endocrinol, 8, 477 − 489.

Taylor R, Barnes AC. Translating aetiological insight into sustainable management of type 2 diabetes. Diabetologia. 2018; 61: 273 − 83.

Taylor R, Al-mrabeh A, Zhyzhneuskaya S, Peters C, Barnes AC, Aribisala BS, et al. Remission of human type 2 diabetes requires decrease in liver and pancreas fat content but is dependent upon capacity for beta cell recovery. Cell Metab. 2018; https://doi.org/10.1016/j.cmet.2018.07.003.

Tsai AG, Wadden TA. The evolution of very-low-calorie diets: an update and meta-analysis. Obesity (Silver Spring). 2006; 14: 1283 − 93.

Tuomilehto HP, Seppa JM, Partinen MM, Peltonen M, Gylling H, Tuomilehto JO, et al. Lifestyle intervention with weight reduction: frst-line treatment in mild obstructive sleep apnea. Am J Respir Crit Care Med. 2009; 179: 320 − 7.

UK Diabetes. 2018. Diabetes UK interim position statement on remission in adults with Type 2 diabetes. UK Diabetes. Us, diabetes and a lot of facts and stats. London, UK: UK Diabetes; 2019.

van Dam EW, Roelfsema F, Veldhuis JD, Hogendoorn S, Westenberg J, Helmerhorst FM, et al. Retention of estradiol negative feedback relationship to LH predicts ovulation in response to caloric restriction and weight loss in obese patients with polycystic ovary syndrome. Am J Physiol Endocrinol Metab. 2004; 286: E615 − 20.

Wadden TA, Stunkard AJ, Brownell KD. Very low calorie diets: their effcacy, safety, and future. Ann Intern Med. 1983; 99: 675 - 84.

Wadden TA, Neiberg RH, Wing RR, Clark JM, Delahanty LM, Hill JO, et al. Four-year weight losses in the Look AHEAD study: factors associated with long-term success. Obesity (Silver Spring). 2011; 19: 1987 - 98.

Welbourn R, Le roux CW, Owen-smith A, Wordsworth S, Blazeby JM. Why the NHS should do more bariatric surgery; how much should we do? BMJ. 2016; 353: I1472.

Wing RR, Marcus MD, Salata R, Epstein LH, Miaskiewicz S, Blair EH. Effects of a very-lowcalorie diet on long-term glycemic control in obese type 2 diabetic subjects. Arch Intern Med. 1991; 151: 1334 - 40. http://onlinelibrary.wiley.com/o/cochrane/clcentral/articles/497/CN-00076497/frame.html.

Wing RR, Blair E, Marcus M, Epstein LH, Harvey J. Year-long weight loss treatment for obese patients with type II diabetes: does including an intermittent very-low-calorie diet improve outcome? Am J Med. 1994; 97: 354 - 62.

Yu J, Zhou X, Li L, Li S, Tan J, Li Y, Sun X. The long-term effects of bariatric surgery for type 2 diabetes: systematic review and meta-analysis of randomized and non-randomized evidence. Obes Surg. 2015; 25: 143 - 58

第三部分

肥胖症管理中的基础医疗保健作用

8. 护士在肥胖症管理中的作用

戴比·库克(Debbie Cook)

肥胖症的流行,不但给当前社会带来了巨大的经济和社会压力,而且对个人健康的危害也日益加剧(Rodgers et al., 2012)。据推测,肥胖症患病率将会进一步增加,故护士在日常工作中可能会遇见更多的高 BMI 患者。众所周知,肥胖症患病率在不同人群中有所差异,但匪夷所思的是,最贫困人群的患病率反而最高(POST, 2015)。护士需要帮助患者处理日益复杂的病情。随着全球肥胖症患病率的增加,护士接触到的肥胖症患者也随之增加。这就要求护士不仅要处理日常工作,也要掌握肥胖症及其相关并发症的护理方法。同时,护士应作为肥胖症患者的健康管理者,针对其健康状况及现有疾病提供合理建议。例如,肥胖症并发的 2 型糖尿病可进一步加重肥胖症,而肥胖症的加重又会导致 2 型糖尿病的进展,护士在工作中应该引导合并肥胖症并发症的患者提高对并发症的认知、自我管理以及提供必要的药物治疗。本章将探讨护士如何帮助肥胖症患者实现有意义的、可持续的减重,进而鼓励他们更好地管理日益复杂的生活。

现有充分证据表明,心理健康状况、社会环境和家庭支持情况的骤变都可能导致体重增加和血糖升高(Greener, 2015)。专业的卫生保健人员需要了解驱动健康行为的无数因素,并且护士在与患者的日常互动中处于独特的地位。麦肯锡报告(McKinsey Global Institute, 2014)指出,肥胖症是人类自身造成的三大社会负担之一。因此,包括综合卫生和社会保健政策在内的许多环节都需要采取更多的干预措施,来制止目前肥胖症患者数量的急剧增加。特别是全科护士(general practice nurses, GPN)能够在指导患者采取干预措施、克服日常生活的健康障碍中发挥重要作用。

那些已有肥胖症和 2 型糖尿病遗传倾向,且经常胡吃海喝、高糖高脂饮食及缺乏锻炼的人,更容易患代谢性疾病(Clancy and Newell, 2011)。廉价且美味的食物往往比健康、昂贵的食物更容易受消费者青睐,也在一定程度上加剧了肥胖症的流行。尤其是那些本身对肥胖症和脂肪分布具有潜在遗传易感性的个体,当现有安稳的生活状态出现不利变化时,往往会更容易导致肥胖症的发生,而且这些个体也更容易出现肥胖症相关性疾病。

肥胖症患者日常生活中的饮食营养成分并不均衡,往往缺乏矿物质、蛋白质、维生素和纤维素等,而脂肪、盐、糖的含量却很高。这些营养缺陷进一步导致体重增加、抑郁、饮食失调和其他并发症的发生(Ar Momani et al.,2015)。

筛 查

单纯超重或肥胖症患者应该进行隐匿性疾病的筛查。英国 NHS 心血管筛查计划(the NHS vascular screening programme,2016)对 18~74 岁人群建立了健康档案,并进行了全面的健康检查,筛查出容易并发高血压、高血脂、卒中和糖尿病等疾病的患者,并进行早期干预。如果护士通过测量血压、腰围和体重,以及检测血糖、糖化血红蛋白和脂肪情况来进行机会性筛查,就可以更快地从正常体重、超重和肥胖人群中识别出伴有心血管疾病的患者。

通过上述情况可以看出,肥胖是一个非常个体化且值得关注的公共卫生问题。帮助患者了解、接受他们现在和将来的健康问题是护士的职责所在。护士在日常工作中需要为患者提供很多的健康咨询,包括伤口敷料、宫颈细胞学检查、免疫接种、慢性疾病监测以及在医院里对患者进行临床和手术治疗等问题。因此,护士通过细致且耐心的沟通和解释,为患者提供健康的生活方式指导,更有助于肥胖症患者的体重管理。

尽管护士不是营养师,他们在门诊或病房里与患者接触的时间也有限,但通过良好的饮食管理可以帮助患者达到减轻体重的目的,故护士在日常工作中需要为患者提出正确且合理的饮食方案。目前,在国家医疗服务系统中,关于低糖、低热量、低脂的健康饮食计划的资料是很容易获得的。有研究表明,超低热量饮食可以使体重减轻 18 kg,这种程度的体重减轻可以导致胰岛素抵抗下降、血压降低,以及可以使睡眠呼吸暂停和关节炎症状得到改善(Haslam et al.,2010)。部分经济条件较好的人也可通过参加减重训练营、线上线下体重管理等进行减重(Truby et al.,2006)。

然而,对大多数人而言,实现可持续的减重是非常困难的。Nash(2015)认为仅仅是想通过口头教育就期望实现减重,这种传统的医疗和饮食建议已经过时,同时,持续性的饮食改变、集中训练可能对大多数人来说是无法实现或无法普及的。所以,英国国家糖尿病预防计划(NHS England,2018)或"专家患者计划"(Tidy,2015)等方案,对普通肥胖症患者可能更有帮助。越来越多的人认识到,认知和行为不相符的饮食计划的减重效果是不理想的(Cook,2017),因此,护士可通过沟通及解释来提高肥胖症患者认知,同时开具轻度胰脂肪酶抑制剂(Torgerson et al.,2004)如奥利司他,或开具抑制食欲或延迟胃排空的药物如利拉鲁肽,辅助饮食行为改变,进而实现持续减重的方法可能正在重新改变减重领域(Melita et al.,2016)。就某些患者来说,改善身体机能是非常复杂的,虽然药物可能会提高行为改变策略的依从性,但这对改善肥胖症患者的身体机能尤为重要,这就要求护士需要根据肥胖症患者进行个体化调整。综上发现,全疗程的护理意味着患者可以从多种模式中获益,从而获得更好的体重管理。

另外,护士应当坚持鼓励肥胖症患者增加日常体育锻炼。有研究表明,体育健身活动可以改善葡萄糖代谢,扭转胰岛素抵抗,并减少肝脏葡萄糖的输出(Solomon et al.,2010)。同时,研究还发现,定期的体育健身活动不但可以延长生命,而且可以将乳腺癌的患病风险降低 20%~30%、心脏病患病风险降低 20%~35%以及髋部骨折的风险降低 36%~68%。在英格兰 2007 年的一项健康调查中,尽管有 1/4 的肥胖症患者表示,健康护理专业人员对他们进行体育指导后,他们会更加积极地活动,但在麦克米伦癌症支持组织的另一项调查中显示,72%的全科医师并没有向他们的患者讲述体育健身活动的好处(Johnson,2016)。因此,健康宣教的角色应转移到护士身上,他们应该利用与患者的日常接触,向他们强调积极进行体育健身活动的好处。

在人类历史发展长河中,饥饿已经不再能对人类物种的生存造成重大威胁。在过去的 40 年里,长期高热量食物的摄入和有限的体育健身活动导致全球肥胖症患病情况的急剧加重,这是下一个比"饥饿"对人类生存影响更大的威胁。目前,超过 50%的欧洲人口患有肥胖症或肥胖症相关疾病,肥胖症和 2型糖尿病的紧密结合也成为最严重的健康威胁之一(Barber,2016)。不健康的生活方式会导致慢性疾病和长期疾病。护士在工作中的重点是改善他们所照顾患者的健康状况,因此,这也要求护士在帮助、建议和鼓励患者之前,需要评估自己是否拥有良好的健康生活方式。如果,卫生保健的提供者因压力大、太忙而无法保持良好健康的生活方式,那么他们就不太可能成为患者良好健康生活的榜样(Peate,2012)。同时,也不能忽视患者的不同种族来源,护士在日常工作中需要了解不同经济和社会文化对他们的影响,并为他们提供合理的关于健康教育、健康资讯以及健康榜样等方面的护理需求(Chowdhury and King,2007)。

手　术

帮助患者理解他们从卫生保健专业人员那里得到的一些非常复杂的健康建议,是护士护理工作的职责。偏见比比皆是,在肥胖症患者进入减重之旅前帮助他们克服肥胖症带来的自卑感是至关重要的。减重手术现在被认为可以改善肥胖症和 2 型糖尿病的症状和后果,尽管 NICE 认可,但现在很少有人为此进行手术。甚至有部分人群和健康专业人士认为,利用国家日益紧张的医疗资源为那些因不良生活习惯而导致肥胖症和相关代谢性疾病的患者进行减重手术,在某种程度上存在"骗保"嫌疑(Batterham and Zakeri,2017)。然而,对于那些在滑雪时肢体骨折,或在有 50 年吸烟史后面临肺大疱切除治疗的慢性阻塞性肺疾病患者,却没有同样的"骗保"说法。因此,一味地污名化和批判减重手术是没有用的,护士和健康专业人员应该在日常工作中加大对减重手术进行合理且正确的讲解。

慢性疾病：糖尿病

2 型糖尿病和肥胖相互交织的病因导致了这两种疾病的进一步发展。在治疗新诊断的 2 型糖尿病患者时,最常选择二甲双胍进行药物治疗,但这种药物在对体重影响上偏中性,理想情况下可以将血糖水平恢复到接近正常水平,并以此阻止因为糖尿病导致的体重减轻。然而,随着糖化血红蛋白逐渐恢复正常,体重则会逐渐增加。同样,治疗 2 型糖尿病的某些药物也会导致肥胖,如磺脲类药物,它会导致代偿性的胰岛素增加和暴饮暴食,进而出现体重增加,在心理健康领域,氯氮平、米氮平和一些抗癫痫药物也会导致体重增加(Van Gaal and Sheen,2015;Ketter and Haupt,2016)。

肥胖与癌症

英国癌症协会最近成功开展的一项研究表明,"肥胖"可能是一个主要的但可被改变的致癌因素。然而,"肥胖"是主要的致癌因素这点并没有被护士和患者认知(Cancer UK,2017)。相信通过该研究,肥胖症患者将更容易接受医疗保健信息。依据过往经验来看,口服药物或其他治疗方法在临床中似乎更能满足患者的直接需求,但是想改变他们的一些既定认知却显得十分困难。如果有更多的人意识到肥胖症与胰腺癌、卵巢癌、前列腺癌和乳腺癌的发生发展密切相关,这将激励他们继续进行减重计划。从过去的临床史上看,服药或其他疗法比口头催促更容易使患者改掉那些常见且被社会普遍接受的不良习惯。

同样,护士在原发性癌症的预防中发挥着巨大的作用。从简单的生活方式选择,如建议戒烟,到促进控制体重、增加体育健身活动,以及减少许多激素驱动相关癌症的发病率的个体化护理指导都离不开护士的工作。通过降低肥胖症患者并发 2 型糖尿病、心血管疾病等慢性疾病的发病风险,改善肥胖相关性关节炎导致的行动能力变差的状况,能够让他们过上更健康的生活。护士角色在肥胖患者的健康管理中不可替代,在与每个患者的"不期而遇"中,护士应当潜移默化地影响肥胖患者对待减重的态度,让他们牢记肥胖可能促进多种疾病的发生,进而终生保持健康的生活方式。

参考文献

Al-Momani H, Williamson J, Greenslade B, Mahon D. Biochemical monitoring and micronutrient replacement for patients undergoing bariatric surgery: a review of British Obesity and Metabolic Surgery Society guidelines. Br J Obesity. 2015;1(2):61-7.

Barber T. Diabesity: pathogenesis and novel preventive and management strategies. J Diabetes Nursing. 2016; 20(2): 50 - 5.

Batterham R, Zakeri R. Improving access to bariatric surgery: the role of education and empowerment. Diabetes Update. 2017; Winter: 34 - 6.

Cancer UK. (2017). https://www.cancerresearchuk.org/about-cancer/causes-of-cancer/obesityweight-and-cancer (accessed August2018)

Chowdhury T, King L. Diabetes in South Asian people explained. St Albans: Altman Press; 2007.

Clancy J, Newell V. Diabetes and obesity: perspectives of the nature/nurture debate primary health care. Primary Health Care. 2011; 21(3): 31 - 9.

Cook D. Obesity. New paradigms, interventions and treatments. Nurse Prescrib. 2017; 15(7): 338 - 43.

Greener M. Easing diabetes psychological burden. Pract Diabetes. 2015; 32(7): 261 - 2.

Haslam D, Waine C, Leeds A. Medical management during effective weight loss national obesity forum. Cambridge: Plan press; 2010.

Johnson, B (2016) How to advise about exercise MIMS learning. 34

Ketter D, Haupt D. Perceptions of weight gain and bipolar pharmacotherapy: results of a 2005 survey of physicians in clinical practice. Curr Med Res Opin. 2016; 22(12): 2345 - 53.

McKinsey Global Institute (2014) Overcoming obesity; an initial economic analysis http://tinyurl.com/ycytofgu (accessed April2017)

Mehta A, Marso S, Neeland I. Liraglutide for weight management: a critical review of the literature. Obes Sci Pract. 2016; 3(1): 3 - 14.

Nash J. Obesity: all in the mind? J Obesity. 2015; 1(2): 41 - 79.

NHS England. 2018. https://www.england.nhs.uk/diabetes/diabetes-prevention/

NHS Vascular Screening Programme. 2016. https://www.nhs.uk/conditions/nhs-health-check/

Peate I. Do as I say, not as I do. Br J Nurs. 2012; 21(17) https://doi.org/10.12968/bjon.2012.21.17.1009.

Rodgers R, Tschop M, Wilding J. Anti-obesity drugs: past, present and future. Dis Model Mech. 2012; 5(5): 621 - 6.

Solomon T, Haus J, Kelly K, Cook M, Filion J, Rocco M, Kashyap S, Watanabe R, Barkouis H, Kirwan J. A low-glycemic index diet combined with exercise reduces insulin resistance, postprandial hyperinsulinemia, and glucose-dependent insulinotropic polypeptide responses in obese, prediabetic humans. Am J Clin Nutr. 2010; 92(6): 1359 - 68.

Tidy C. 2015. https://patient.info/doctor/Expert-Patients (accessed August2018)

Torgerson J, Hauptman J, Boldrin MSL. XENical in the prevention of Diabetes in obese subjects (XENDOS) study. Diabetes Care. 2004; 27(1): 155 - 61.

Truby H, Baic S, de Looy A, Fox K, Livingstone B, Logan C, Macdonald I, Morgan L, Moira A, Taylor, Millward D. Randomised controlled trial of four commercial weight loss programmes in the UK: initial findings from the BBC diet trials. BMJ. 2006; 332: 1309.

Van Gaal L, Sheen A. Weight management in type 2 diabetes: current and emerging approaches to treatment. Diabetes Care. 2015; 38(6): 1161 - 72.

9. 社区药房和药物治疗在肥胖症管理中的作用

特伦斯·A.马奎尔（Terrance A. Maguire）

序 言

英国约30%人口为肥胖症患者。肥胖症是许多慢性疾病的独立危险因素,给国家公共卫生健康及经济带来了巨大负担。在英国,每年从英国NHS中支出的肥胖症治疗费至少5亿英镑,并且与之治疗相关的其他花费超过2亿英镑。据预测,在未来几年,这些医疗费用将随着肥胖症患者数量的增加而上升。

根据《远见报告》(Foresight Report)估计,如果不采取任何措施,2050年大多数成年人将成为肥胖症患者,而与之相关的医疗费用支出必将使我们的社会医疗体系"破产"(Foresight, 2004),医疗保障资金入不敷出。德里克·万纳斯在向英国政府提交的关于未来如何为国家卫生服务提供资金的报告(Wanless, 2002)中,也指出肥胖症直接导致的疾病给社会带来了巨大经济负担。

白皮书,如《选择健康》(2004年)[Choosing Health (2004)](Department of Health, 2004)和《我们的健康,我们的关怀,我们的发言》(2006年)[(Our Health, Our Care, Our Say)(2006)](Department of Health, 2006)承诺帮助人们做出更健康的选择。政府正在推动地方倡议,支持和促进行为改变,并致力于将其作为促进公共健康的最有效手段。社区药房已经在"通过药房选择健康;2005~2015年医药公共卫生方案"(Department of Health, 2005)中概述了社区药房的作用。

药剂师的作用

药剂师和药房团队可以通过多种方式帮助肥胖症患者减轻体重。被动的健康举措,如海报、橱窗展示和印发传单可能为患者减轻体重提供一定的帮助。该类健康举措提供的信息可以是健康食品的信息,也可以是推荐每天应当摄入的食物和蔬菜类型以及体育健身活动建议(成年人每周至少 5 天,每天进行至少 30 min 的中等强度体育健身活动,但却几乎没有证据能证明其有效性)。

积极主动的体重管理方法是为每位肥胖症患者提供有针对性的、创新性的举措。例如,通过使用体重秤、计算 BMI、计算腰臀比,就不同肥胖症患者提出客观的、个体化的指导和建议。日益增多的证据证明了这种方法的有效性。对于在社区药房领取糖尿病药物的肥胖症患者,可以使用"动机访谈"技能:从家庭、社会、经济等方面的原因出发,让他们自己得出通过体重减轻,能改善或延长最佳健康状态,并且对自身经济、家庭、社会均有好处的结论。药剂师或药剂师团队中的一员会积极主动地提出体重问题,并评估其是否愿意进行进一步讨论,这个"简要建议"可能需要数分钟,如果个人表示不愿意讨论这个问题,则可能仅需要 3 min 时间。当有人做出积极反应时,"短暂干预"旨在支持行为改变,并可能涉及在有足够动机的情况下参加体重控制计划。"动机访谈"的核心是发起"改变谈话",要求个人阐明"改变"带来的益处和不能"改变"所带来的坏处。有越来越多的证据证明这些积极主动的体重管理方法是有效的。

在英国的一些地区,已经提供了一项基于药房的体重管理服务。该服务提供给 18 岁以上、BMI ≥ 30 kg/m² 或 BMI ≤ 28 kg/m² 且至少有一个诊断或确定的风险因素的患者。这些风险因素包括:

——高血压。

—— 2 型糖尿病。

——高脂血症。

——腰围增加:男性超过 102 厘米(40 英寸),女性超过 89 厘米(35 英寸)[①]。

但要考虑到种族差异,如南亚人,他们在任何特定的 BMI 下,腰围超过上述范围都有更大的健康风险。

---

① 译者注:原书为 88 厘米(35 英寸)。

药店在完成认证培训课程后获得资质

一对一服务是使用形式模板记录每位入选患者的数据,包括 BMI、腰围、血糖、总胆固醇和血压。

与每位患者讨论自己的食物清单,以帮助患者识别在什么情况下为热量摄入过高,并针对性地提出活动和锻炼方案。这些方案必须是政府关于营养和运动的指南提出的,且会为每位患者列出其书面清单,然后为患者设定一个目标体重(在至少 6 个月的时间内减少 5%~10%的体重)。在商定运动方案的同时,还要减少每天约 600 千卡的热量摄入量。随访每位入选的肥胖症患者:最初为每 2 周一次,为期 1 个月;然后每月一次,直至第 6 个月;最后为每 2 个月一次,直至第 12 个月。在随后的每次会面中,营养和运动信息将得到记录,重复测量,并监测进展情况。

虽然以药房为基础的肥胖症管理计划很少,但现已出现类似的服务,如考文垂(Coventry)的体重管理计划和西部的健康之心(北爱尔兰),已经被证明是有效的(Meera et al., 2008)。这些服务的好处,以及社区药房在新的合同框架中作为"社会资本"来源和在医疗保健中心的地位,意味着未来在全国范围内提供更多此类服务的可能性越来越大。

药物疗法

美国对 2 型糖尿病患者进行的大型前瞻性研究显示(Pi-Sunyer, 2014),当 2 型糖尿病患者的血糖和血脂控制的生物学标志物得到改善时,该类患者的睡眠呼吸暂停发生率、肝脏脂肪率、夜尿次数、抑郁症发生率等均会降低,并且胰岛素敏感性会提高,随之治疗尿失禁、肾脏疾病的难度会降低,且对降糖药物的需求也会大大减少。

在合并肥胖症的糖尿病患者进行密集的生活方式干预后,他们的身体活动能力、生活质量得到明显改善,而且糖尿病治疗费用也有所降低。这是基于证据的真正意义上的减重方法反映出的减重数据。

在现实世界中,控制体重的药物治疗方法在很大程度上是不成功的,只有较少的药物具有特定的疗效。事实上,药物的使用不应缺少改变生活方式的支持。

临床试验表明,药物疗法对体重减轻5%~10%是有希望的,但当药物的处方量增加时,获得更好的体重减轻效果往往无法实现。奥利司他仍然是英国唯一一种仅适用于减轻体重的小分子药物。同时,拟交感神经激动剂和CB1受体激动剂已被试用,但其副作用使其使用受限。西布曲明(Reductil®)和利莫那班(Acomplia®)由于其不可接受的副作用,已不再获得许可。氯卡色林(Lorcaserin)和特索芬辛(Tesofensine)还未获得上市许可。

目前,对减重药物仍然采取十分严格的控制,重点是开发药物对2型糖尿病的治疗。二甲双胍一直以这种方式被广泛应用,因为它是一种有效的厌食剂,同时可以控制血糖。最近,既能控制血糖,又能有效减轻体重的胰高血糖素样肽-1(glucagon-like peptide-1, GLP-1)制剂有艾塞那肽(Byetta)、利拉鲁肽(Victoza)、阿尔比鲁肽(Eperzan)、杜拉鲁肽(Trulicity)和利司那肽(Lyxumia),它们均已上市。它们既是适用于治疗2型糖尿病的注射药物,也是有效的减重剂,这类药物能强烈抑制进食欲望,在6个月内能使体重下降4.7 kg。

另一组药物,钠-葡萄糖耦联转运体-2(sodium-glucose transporter-2,SGLT-2)抑制剂,能阻断肾脏对葡萄糖的再摄取,在有效降低糖化血红蛋白的同时,也能有效减重。

奥利司他

奥利司他是一种脂肪酶抑制剂,在肠道局部起作用以减少饮食中脂肪的吸收。该药物与脂肪酶共价结合,导致30%的饮食脂肪通过胃肠道时不被肠道吸收。国家健康与临床优化研究所建议,该药可用于年龄介于18~75岁、BMI至少为30 kg/m²的患者,或BMI为28 kg/m²且存在相关风险因素的患者,如2型糖尿病、高血压或高脂血症。但奥利司他只能给在治疗开始前连续4周内仅通过饮食和运动就实现了体重减轻至少2.5 kg的患者[Meera et al., 2008; National Institute for Health and Clinical Excellence (NICE), 2006,2008]。

"Alli"是一种较低强度的奥利司他配方,可在药店购买。大多数非处方药的治疗方法没有经过科学评估。一位药物制造业老板讲："既然我们可以把它们作为'医疗设备'而不是'药品'来自由销售,为什么还要费心做试验呢?"包括辣椒素和粉碎的甲壳类动物外壳在内的物质有非常有限的正面数据,但几乎没有数据支持非处方药的具体配方。除非出现像样的证据,否则应避免使用它们。

西布曲明是一种饱腹感增强剂(相对于食欲抑制剂而言,它可以使饱腹感更快降临到用餐者身上,避免过度放纵),也是一种有效的减重药物,直到它在世界大部分地区被撤销(包括巴西在内的一些南美国家除外)。在 SCOUT 研究之后(Scheen, 2010),该研究显示该药物导致非致命性卒中发生率增加了16%。但许多专家认为这项研究有很大的缺陷,因为它要求包括老年人在内的高心血管疾病风险者(以前不允许服用该药的人群),即使无效也要坚持治疗 5 年,而这直接违背了处方规则。后续的临时研究(Caterson et al., 2012)支持了这一观点,该研究报告称,如果按照规定使用该药剂,死亡率会降低。利莫那班(Cochrane Systematic Review, 2006)是一种内生型大麻素受体拮抗剂,也是一种有效的减重药,但考虑到对精神健康的影响,其也被撤销了。尽管许多临床医师认为利莫那班可以作为安全的处方药,就像治疗严重痤疮的罗可坦一样,但依然难逃被撤销。英国和欧洲的监管机构已经停止的一些减重药物,在美国和其他国家可以获得,如纳曲酮、特索芬辛和氯卡色林,它们作用于各种不同的食欲和神经元代谢途径。康维瑞(Contrave)又称为纳曲酮/安非他酮,是纳曲酮和安非他酮的组合,它作用于神经元突触至内侧视前核,在食欲调节中具有重要作用。最近的一项系统分析得出结论:纳曲酮/安非他酮可显著降低少量体重,但会显著增加不良事件的风险,需要经过严格的调查后再上市(Onakpoya et al. 2020)。纳曲酮/安非他酮的主要不良反应是恶心。安非他酮的安全问题是具有癫痫发作的风险,有癫痫发作史的患者禁止使用(Halpern and Mancini, 2017)。芬特明/托吡酯(qsymia)是迄今在临床随机对照试验中已经研究过的最有效的减重剂,最大剂量的中位体重下降了 9.8 kg(约有一半的患者体重下降超过初始体重的 10%)。芬特明/托吡酯的主要副作用是认知异常、感觉异常、失眠和味觉障碍。有人担心托吡酯可能会对精神产生影响,但包括芬特明在内的药物的长期研究结果却没有显示这类药物成瘾性的风险。

芬特明/托吡酯的心血管安全性值得深入研究。在临床随机对照试验中观察到,由体重减轻而导致的血压下降,心率略有增加。尤其是芬特明在芬氟拉明和其他苯丙胺相关化合物禁止后被视为异类,现在需要根据这些长期研究重新考虑其安全性。尽管芬特明的记录显示没有心脏瓣膜问题或成瘾的证据,并且它在美国和欧洲仍然被广泛使用,但其在英国却没有被允许使用。洛卡塞林是另一种候选的减重药,在英国尚未上市。在一项重要的研究中表明(Bohula et al., 2018),洛卡塞林组的 5 135 名患者中有 1 986 人(38.7%)在服用药物 1 年后体重减轻了至少 5%。在超重或肥胖症患者的高风险人群中,洛卡塞林促进了持续减轻体重,但其主要心血管事件的发生率却高于安慰剂组。特索芬辛(tesofensine)是一种单胺再摄取抑制剂,正在开发用于治疗肥胖症。在体外,它能有效地阻断多巴胺、去甲肾上腺素和 5 - 羟色胺的再摄取(Bollo and Zaher, 2009),在某些方面与西布曲明相似,但在英国还没有见到上市的曙光。同样,许多其他化合物正在开发中。在糖尿病领域,最近的降糖药物已被证明在减轻体重方面有明显的好处,更重要的是,在减少心血管风险因素方面也有明显疗效。众所周知,GLP - 1 抑制剂,如司美格鲁肽,除了能明显减轻体重外,对心脏代谢也有好处;SGLT - 2 抑制剂与二肽基肽酶 - 4(dipeptidyl peptidase - 4, DPP - 4)抑制剂在体重减轻方面类似,但程度较轻;而磺酰脲类药物和胰岛素疗法则会引起破坏性的体重增加。在过去,一些人类已知的最有毒的化学品被用于管理肥胖症,包括汞、砷、士的宁、二硝基酚和苯丙胺。但现代药物是完全独立的合成类物质,在适当的情况下,与饮食和体育健身活动相结合,具有良好的包容性和有效性。

参考文献

Bello NT, Zahner MR. Tesofensine, a monoamine reuptake inhibitor for the treatment of obesity. Curr Opin Investig Drugs. 2009; 10(10): 1105 - 16.

Bohula EA, Wiviott SD, McGuire DK, Inzucchi SE, Kuder J, Im K, Fanola CL, Qamar A, Brown C, Budaj A, Garcia-Castillo A, Gupta M, Leiter LA, Weissman NJ, White HD, Patel T, Francis B, Miao W, Perdomo C, Dhadda S, Bonaca MP, Ruff CT, Keech AC, Smith SR, Sabatine MS, Scirica BM. Cardiovascular safety of lorcaserin in overweight or obese patients. N Engl J Med. 2018; 379(12): 1107 - 17. https://doi.org/10.1056/

NEJMoa1808721.

Caterson ID, Finer N, Coutinho W, V an Gaal LF, Maggioni AP, Torp-Pedersen C, Sharma AM, Legler UF, Shepherd GM, Rode RA, Perdok RJ, Renz CL, James WP. Maintained intentional weight loss reduces cardiovascular outcomes: results from the sibutramine cardiovascular outcomes (SCOUT) trial. Diabetes Obes Metab. 2012; 14(6): 523 – 30. https://doi.org/10.1111/j.1463 – 1326.2011.01554.x.

Cochrane Systematic Review. Rimonabant for overweight or obesity. 2006; https://doi.org/10.1002/14651858.CD006162.pub2.

Department of Health. Choosing Health through pharmacy — a programme for pharmaceutical public health 2005 – 2015. (Department-of-Health, London, 2005).

Department-of-Health. Choosing health: making health choices easier. London: Department of Health; 2004. 207.

Department-of-Health. Our Health, our care, our say. A new direction for community services. http://www.dh.gov.uk/assetRoot/04/12/74/59/04127459.pdf.(2006).

Foresight. Tackling obesities: future choice — project report. London: Government Department of Science; 2004.

Halpern B, Mancini MC. Safety assessment of combination therapies in the treatment of obesity: focus on naltrexone/bupropion extended release and phentermine-topiramate extended release. Expert Opinion on Drug Safety. 2017; 16: 27 – 39. https://doi.org/10.1080/14740338.2017.1247807.

Meera S, Tressler L, Maguire T, V an Den Berg M. A pharmacy led obesity management programme. Pharm J. 2008;

National Institute for Health and Clinical Excellence. Drugs for the treatment of overweight and obese adults. NICE technology Appraisal Guidance 144 (2008).

National Institute for Health and Clinical Excellence (NICE). Obesity: guidance on the prevention, identification, assessment and management of overweight and obesity in adults and children. (2006).

Onakpoya IJ, Lee JJ, Mahtani KR, Aronson JK, Heneghan CJ. Naltrexone-bupropion (Mysimba) in management of obesity: A systematic review and meta-analysis of unpublished clinical study reports. Br J Clin Pharmacol. 2020; 86(4): 646 – 67. https://doi.org/10.1111/bcp.14210. Epub2020 Feb 4

Pi-Sunyer X. The look AHEAD trial: a review and discussion of its outcomes. Curr Nutr Rep. 2014; 3: 387 – 91. https://doi.org/10.1007/s13668-014-0099-x

Scheen AJ. Cardiovascular risk-benefit profile of sibutramine. Am J Cardiovasc Drugs. 2010; 10(5): 321 – 34. https://doi.org/10.2165/11584800 – 000000000 – 00000.

Wanless D. Securing out future health: taking a long-term view. London: HM Treasury; 2002.

10. 体育活动和锻炼：挑战肥胖者的误解和疑虑

大卫·R.布鲁姆(David R. Broom)，

马修·海恩斯(Matthew Haines)/

马修·S.卡佩霍恩(Matthew S. Capehorn)

目 标

本章旨在让医疗保健专业人员了解体育健身活动对肥胖症患者的重要性，并消除主要由主流媒体对体育运动歪曲而产生的误解。

通过本章你将能够：

（1）定义体育健身活动和运动。

（2）了解媒体对运动益处的歪曲报道已经成为一个公共问题。

（3）了解运动对食欲和能量摄入的影响以及对肠道肽类激素的作用。

（4）解释说明为什么体育健身活动和运动应该作为减重计划和防止体重反弹的一部分。

（5）就最合适的活动类型以及三级肥胖患者体重管理计划的重要考虑因素向您的肥胖症患者提供个体化建议。

简 介

体育健身活动被定义为"任何由骨骼肌产生的、导致能量消耗的身体运动"（Caspersen et al., 1985），它是一个广义的概念，描述了身体运动、姿势和平衡都需要能量。它包括不同类型的体育教育和舞蹈活动，以及室内和室外的游戏和与工作相关的活动。它还包括户外和冒险活动、主动旅行（如步行、骑自行车、滑旱冰和滑板）以及日常的、习惯性的活动，如走楼梯、做家务和园艺。在本章中,运动与体育健身活动是有区别的,这两个词不会被作为同义词使用。Caspersen 等(1985)将运动定义为"有计划、有组织、重复性的体育健身活动的一部分,其最终的或中间目标是改善和保持身体健康"。最新的定义见于 2009 年温特和福勒的文章。

尽管使用英国首席医疗官团队 2011 年制定的体育健身活动指南有无可辩驳的好处,包括预防和治疗肥胖症患者的相关性疾病(Lancet Physical Activity Series,2016),但主流媒体对体育健身活动和运动的歪曲已经成为一个公共问题。经常有一些耸人听闻的标题,如"运动如何让你体重增加"(《每日邮报》,2015 年 6 月 22 日)和"为什么运动减重没有效果"(《电讯报》,2017 年 8 月 7 日),歪曲或误解了研究结果。令人遗憾的是,这造成的混乱甚至阻碍了公共卫生的目标。

在谷歌上输入"运动会让我变胖吗"并进行搜索,在 0.55 s 内得到约 11 800 000 个答案。虽然其中许多是无关紧要的,但其数量之大令人担忧。令人震惊的是,学术期刊也发表了耸人听闻的标题,《英国运动医学杂志》的一篇论文指出,是时候打破不运动和肥胖的神话了:你无法摆脱的糟糕饮食(Malhotra,Noakes and Phinney,2015)。这促进了媒体发表类似的荒唐头条。

这种对体育健身活动和运动的不良表述是有害的,可能会导致能量消耗在体重管理中作用的不确定性。当医护人员未能在有需要的人群中推广体育健身活动和运动时,这种错误信息的影响可能是非常有害的。事实上,萨利斯(2009)将缺乏体育健身活动描述为我们这个时代最大的公共健康问题。

本章将讨论肥胖症患者的体育健身活动、运动和体重管理问题。首先,重要的是要解决可能被主流媒体误导的医护人员所产生的误解。

消除错误的观念

医护人员和肥胖症患者都有一种误解,认为运动会让人更饿。相反,有研究表明,高强度的有氧运动可以在运动期间和运动后的短时间内(最多 2 h)抑制饥饿感(Broom et al.,2017)。阻力训练也有类似的结果(Broom et al.,2009)。食欲的控制是复杂的,可以简单地理解为在高强度有氧运动期间,酰化胃泌素的饥饿激素被抑制,进而抑制了运动后的饥饿感(King et al., 2017)。

医护人员和肥胖症患者的另一个误解是,运动会使你在下一餐吃得更多。同样,这也不一定是真的。King 等(2010a, b)的研究发现,快步走 60 min 并没有增加饥饿感,在上午(步行后 1.5~2 h)和下午用餐(步行后 5~5.5 h)时,绝对能量的摄入没有差异。事实上,相对能量摄入[能量摄入-(行走时的能量消耗+休息时的能量消耗)]减少了,这意味着行走导致了急性负能量缺失。类似的发现在游泳后也得到了证实(King et al., 2011)。这种食欲和能量摄入反应也在肥胖症患者中得到证实,突出了运动诱发短期相对能量摄入减少的能力,无论体重状况如何,其对食欲没有任何补偿性影响(Douglas et al., 2017)。

尽管有研究表明,剧烈运动可能不会自动增加能量摄入以恢复能量平衡,但这并不能反映常规活动或运动训练的情况。当运动超过 7~14 天时,能量摄入的部分补偿相当于运动能量消耗的约 30%(Whybrow et al., 2008)。当运动时间较长(>2 周)时,研究报告饥饿感和能量摄入没有变化(Donnelly et al., 2014)。也有证据表明,与不运动的对照组相比,运动组更能够通过增加高热量食物的摄入来补偿运动后的能量所需(Beaulieu et al., 2016)。因此,积极运动的人在进食时,会有更强的饱腹反应。

另一个误解是,运动对女性减重的效果不如男性。虽然平均而言,女性的机体非脂肪量(fat-free mass, FFM)较低,但如果进行定期有氧运动,她们减轻的体重与男性相同(Caudwell et al., 2014)。与男性相比,在相同时间和强度的运动中,女性消耗的能量更少,但最近的一项综述支持应该继续推广运动作为降低短期相对能量摄入的策略,而不应考虑体重、性别,以及运动在长期影响能量平衡的能力(Dorling et al., 2018)。

许多健康专家认为,脂肪转化为能量或热量是不现实的,违反了质量守恒定律。其他的误解是脂肪的代谢物随粪便排出或转化为肌肉。减重需要释放脂肪细胞中储存的碳,这需要呼吸作用。因此,肺是脂肪的主要排泄器官(Meerman and Brown, 2014)。

体育健身活动和运动对减重有多大疗效？

由于预测方程没有考虑相对代谢率（relative metabolic rate，RMR）的降低或非脂肪部分的增加，体育健身活动或运动导致的体重减轻通常比预期的要少。另外，人们普遍接受 1 kg 的体重相当于 7 700 千卡能量，其中包括 70% 的脂肪和 30% 的非脂肪部分。然而，这仅仅是由短期的低热量饮食确定的，并不能直接用于运动导致的身体组成的变化，因为脂肪的百分比会随着非脂肪部分的增加而降低。

运动可以被认为对减重无效，因为研究人员通常报告的是平均效应。例如，King 等（2010a，b）报道，在经过监督的为期 12 周有氧运动后，平均脂肪量减少 3.7 kg。然而，个体的反应范围为从 9.5 kg 的大幅下降到 2.6 kg 的小幅度变化。导致这种个体变化的原因是个体在进行同样的客观证实的运动能量消耗情况下，饥饿感和食物摄入量的补偿性增加是高度可变的。这就是通常被认为单单运动就能适度减重的原因。但总体而言，5% 的体重减轻已被证明具有临床意义（National Institute for Health and Care Excellence，2014），并对健康有极大的好处（Magkos et al.，2016）。

有氧运动训练（区别于日常生活中的体育健身活动）在没有饮食控制的情况下对减重的影响已经作为著名的 Cochrane 综述的一部分进行了广泛的研究（Shaw et al.，2006）。有氧运动训练一般在 3~18 个月可以让体重减少 1.5~3.0 kg。在良好控制和监督的条件下，如在实验室中，当运动能量消耗每周大于 2 000 千卡，或当运动与饮食控制相结合时，减重效果更好。有研究表明，如果运动或饮食控制所导致的能量不足是相同的，那么减重效果也是相同的（Ross et al.，2000）。然而，到底是走 1 英里[①]路减重更容易，还是不吃一块巧克力减重更容易，目前还不清楚。仅靠食物限制来减重不太可能达到预期的效果。人类有一个复杂的系统来控制食物的摄入，在减重之后，我们的食欲倾向于暴饮暴食，从而导致体重反弹（Sumithran et al.，2011）。根据目前的证据和作者的综合经验，我们相信体育健身活动和运动结合控制热量的摄入是肥胖人群减重的最佳策略。

---

① 译者注：1 英里（mi）= 1 609.3 米（m）。

为什么把体育健身活动作为体重管理的一部分很重要？

大多数减重的人在不到一年的时间里体重就会反弹。因此，体育健身活动和运动一直被认为是预防体重反弹的必要条件。这一点在 Jakicic 等（2008）的研究中得到了证实，他们将招募的超重和有肥胖症的女性分为 4 组，进行了为期 24 个月的行为减重干预，将其能量摄入量减少到每天 1 200~1 500 千卡，并采用中等或高强度的运动，以达到每周 1 000 千卡或 2 000 千卡的能量消耗。在 6 个月（8%~10%的人实现了体重减轻）和 24 个月（大约 5%的人实现了体重减轻）时，随机组之间的体重减轻没有差异。然而，进一步的分析表明，在 24 个月内进行了最高强度的体育健身活动，即每周能量摄入量减少 1 835 千卡或运动 275 min，能够达到保持体重下降≥10%。

虽然体重减轻是成功的体重管理干预措施的主要标志，但体育健身活动和运动也会带来其他独立的有益变化，如保持骨骼肌肌量、降低血压、改善血脂、提高胰岛素敏感性。此外，无论体重如何，高强度有氧运动的人比低强度有氧运动的人全因死亡率的风险更低（Blair et al., 1995）。最近的研究证据表明，低适应性与腹部肥胖和低级别炎症相关，与 BMI 无关（Wedell-Neergaard et al., 2018）。因此，促进健身运动是很重要的，然而这却经常被忽视。

同时，有研究发现，运动在巩固减重手术实现的体重减轻效果方面有一定作用。与那些接受手术但不运动的人相比，减重手术后进行运动可进一步减轻体重（Egberts et al., 2012）。体育健身活动对解决手术引起的肌肉松弛也很重要。相对于脂肪组织，骨骼肌缺乏是功能和健康的一个重要考虑因素。胰岛素抵抗可能发生率与脂肪含量成正比，但与骨骼肌的含量和代谢活性成反比。对高热量、高能量食物的渴望与体重增加有关，快走已被证明可以降低对含糖零食的欲望（Ledochowski et al., 2015）。

哪种类型的体育健身活动和运动是最有益的？

Kavouras 等（2007）的研究表明，参与符合公共卫生建议的体育健身活动的人(每周 5 天,每天至少 30 min,中等强度的体育健身活动),其 BMI (25.9 kg/m²)明显低于不运动的个体(26.7 kg/m²)。因此,根据这些发现,每周至少 5 天,每天 30~60 min 的体育健身活动(每周 150~300 min)似乎足以维持或显著减轻体重。

无论何种体育健身活动或运动类型,总体目标都是使总能量消耗最大化。实现这一目标的一种选择是长距离慢速运动,这种有氧运动通常比阻力训练消耗更多的能量。然而,阻力训练在刺激肌肉生长(肥大)方面更有效,并可以导致基础代谢率的持续提高。另一种选择是高强度间歇训练,即交替使用的低强度和高强度训练,其对减少皮下和腹部脂肪是有希望的(Boutcher, 2011),而且减少运动量的高强度间歇训练在超重和肥胖的人中是更容易被接受的(Haines et al., unpublished findings; Ruffino et al., 2016)。

进行日常生活活动(activities of daily living, ADL),增加轻强度的体育健身活动,减少久坐的时间也很重要。Bailey 等(2016)的研究发现,在 5 h 的时间里,用每 20 min 一次的低强度步行来减少坐姿时间,不会改变食欲和肠道激素对下一餐的反应。因此,活动时增加的能量消耗,并不会通过下一餐更多的能量摄入来补充。

因为还没有确定最佳的运动强度和运动时间,运动科学家仍在继续研究体育健身活动和运动对体重的影响。当给肥胖症患者提出建议时,应该优先考虑“以人为本”的方法,体育健身活动的选择取决于一系列因素,如肥胖症患者以前的经验、乐趣和信心。在推荐体育健身活动和运动时,人们真正会做的运动才是减重的最佳类型!因为我们大多数人都无法坚持一种我们并不感兴趣的体育健身活动或运动。

体育健身活动和运动计划在体重管理干预中的重要考虑因素

以下是增加肥胖症患者体育健身活动和运动应关键考虑的因素。

(1)患者是否采取更加积极的干预措施,并运用各种技巧来改变行为。

(2)识别障碍和任何焦虑或身体形象问题,并克服它们。

(3)找出之前的任何负面经历,并根据需要增强信心。

（4）如果可能的话，尽量减少不愉快的感觉——坚持是成功的前提，人们通常会远离他们觉得过于厌恶的活动。

（5）间歇性运动对 BMI 非常高的人来说可能更容易接受。

（6）在基线进行适当的适应性测试和功能表现评估，为目标设定提供依据。定期重复，以监测体重变化，并对计划做出适当的调整。

（7）肥胖患者应制订遵循自身情况的目标。

（8）从简单开始，循序渐进，安全地进行，但不要刻板地进行温和的活动。

（9）由于体重过重，关节活动和平衡能力、体力可能会比较差。

（10）考虑肥胖合并症，如关节痛、高血压或 2 型糖尿病会如何影响体育健身活动计划。

（11）如果采用负重运动将会对健康危害很大，则使用非负重活动，并有伤害预防策略。

（12）考虑现有的运动器材是否适合自己的体型。如果需要，修改设备或避免固定阻力机器。

（13）充分了解药物可能导致的肠胃胀气和（或）大便干结的副作用。公开讨论这些，为任何将发生的事件做准备。

（14）总能耗是关键，如何实现这一目标很大程度上取决于肥胖症患者。明白自己现在或过去喜欢的体育健身活动或体育运动是什么，这将有利于制订个体化运动策略。

（15）了解对体育健身活动和运动的反应，对肥胖症患者来说什么是"正常"的？

（16）要管理好期望值，要清楚每个人都是不同的，反应也会有所不同。

（17）即使没有减轻体重，其他健康状况也有可能得到改善。

总　结

解决主流媒体对体育健身活动和运动的误解是很重要的，让大家认识到体育健身活动和运动并不一定会让你更饿或下一餐吃得更多。积极的生活方式在维持体重减轻方面的重要性不应被忽视。鉴于许多行为和生理因素，运动导致的体重减少因人而异,因此认识到差异的存在将有助于肥胖症个体对管理体重有切合实际的期望,促进对减重的更好理解。

　　人类已经进化成一种依赖运动的物种,我们的代谢机制在相对高水平的身体活动下工作得最好。因此,增加总能量消耗应该是首要重点,对肥胖症患者应该同时关注能量消耗和能量摄入。肥胖症的解决方案,无论是预防还是治疗,都必须包括体育健身活动,但也要考虑什么是个人、社会和文化可以接受的。要在现代环境中实现这一点,仍需要提高人群对体育健身活动和运动的认知。

参考文献

Bailey DP, Broom DR, Chrismas BC, Taylor L, Flynn E, Hough JP. Breaking up prolonged sitting time with walking does not affect appetite or gut hormone concentrations but does induce an energy deficit and suppresses postprandial glycaemia in sedentary adults. Appl Physiol Nutr Metab. 2016; 41: 324 - 31.

Beaulieu K, Hopkins M, Blundell J, Finlayson G. Does habitual physical activity increase the sensitivity of the appetite control system? A systematic review. Sports Med. 2016; 46(12): 1897 - 919.

Blair S, et al. Changes in physical fitness and all-cause mortality. JAMA. 1995; 273: 1093 - 8.

Boutcher SH. High-intensity intermittent exercise and fat loss. J Obesity. 2011; 2011: 868305.

Broom DR, Batterham RL, King JA, Stensel DJ. Influence of resistance and aerobic exercise on hunger, circulating levels of acylated ghrelin and peptide YY in healthy males. Am J Phys. 2009; 296: R29 - 35.

Broom DR, Miyashita M, Wasse LK, Pulsford R, King JA, Thackray AE, Stensel DJ. Acute effect of exercise intensity and duration on acylated ghrelin and hunger in men. J Endocrinol. 2017; 232(3): 411 - 22.

Caspersen CJ, Powell KE, Christenson GM. Physical activity, exercise and physical fitness: definitions and distinctions for health-related research. Public Health Rep. 1985; 100: 126 - 31.

Caudwell P, et al. Exercise and weight loss: no sex differences in body weight response to exercise. Exerc Sport Sci Rev. 2014; 42: 92 - 101.

Chief Medical Officers. Start active, stay active: a report on physical activity for health from the four home countries' chief medical officers. London: Department of Health; 2011.

Donnelly J, et al. Does increased exercise or physical activity alter ad-libitum daily energy intake or macronutrient composition in healthy adults? A systematic review. PLoS One. 2014; https://doi.org/10.1371/journal.pone.0083498.

Dorling J, Broom DR, Burns S, Clayton D, Deighton K, James L, King J, Miyashita M, Thackray AE, Stensel DJ. Acute and chronic effects of exercise on appetite, energy intake and appetite-related hormones: the modulating effect of adiposity, sex and habitual physical activity. Nutrients. 2018; https://doi.org/10.3390/nu10091140.

Douglas JA, King JA, Clayton DJ, Jackson AP, Sargeant JA, Thackray AE, Davies MJ, Stensel DJ. Acute effects of exercise on appetite, ad libitum energy intake and appetite-regulatory hormones in lean and overweight/obese men and women. Int J Obes. 2017; 41: 1737 – 44.

Haines et al. (unpublished findings). Feasibility and acceptability of procedures for a pragmatic randomized controlled trial of REHIT with non-diabetic hyperglycaemia patients within an NHS practice setting.

Jakicic JM, Marcus BH, Lang W, Janney C. 24-month effect of exercise on weight loss in overweight women. Arch Intern Med. 2008; 168(14): 1550 – 60.

Kavouras SA, Panagiotakos DB, Pitsavos C, Chrysohoou C, Anastasiou CA, Lentzas Y, Stefanadis C. Physical activity, obesity status, and glycemic control: the A TTICA study. Med Sci Sports Exerc. 2007 Apr; 39(4): 606 – 11.

King J, Broom DR, Stensel DJ. The influence of brisk walking on appetite, energy intake and plasma acylated ghrelin. Med Sci Sports Exerc. 2010a; 42(3): 485 – 92.

King N, et al. beneficial effects of exercise: shifting the focus from body weight to other markers of health. Br J Sports Med. 2010b; 43: 924 – 7.

King JA, Wasse LK, Stensel DJ. The acute effects of swimming on appetite, food intake and plasma acylated ghrelin. J Obes. 2011; pii: 351628.

King J, Deighton K, Broom DR, Wasse LK, Douglass JA, Burns SF, Cordery P, Petherick E, Batterham R, Goltz F, Thackray A, Yates T, Stensel DJ. Individual variation in hunger, energy intake and ghrelin responses to acute exercise. Med Sci Sports Exerc. 2017; 49(6): 1219 – 28.

Egberts K, Brown W A, Brennan L, O'Brien PE. Does Exercise Improve Weight Loss after Bariatric Surgery? A Systematic Review. Obes Surg. 2012; 22(2): 335 – 41.

Ledochowski L, Ruedl G, Taylor AH, Kopp M. Acute effects of brisk walking on sugary snack cravings in overweight people, affect and responses to a manipulated stress situation and to a sugary snack cue: a crossover study. PLoS One. 2015; 10(3) https://doi.org/10.1371/journal.pone.0119278Corpus

Magkos F, Fraterrigo G, Y oshino J, Luecking C, Kirbach K, Kelly SC, de las Fuentes L, He S, Okunade AL, Patterson BW, Klein S. Effects of moderate and subsequent progressive weight loss on metabolic function and adipose tissue biology in humans with obesity. Cell Metab. 2016; 23(4): 591 - 601.

Malhotra A, Noakes T, Phinney S. It is time to bust the myth of physical inactivity and obesity: you cannot outrun a bad diet. Br J Sports Med. 2015; 094911

Meerman R, Brown A. When somebody loses weight, where does the fat go? Br Med J. 2014; 349: 1 - 3.

National Institute for Health and Care Excellence. Weight management: lifestyle services for overweight or obese adults. London: Author; 2014.

Ross R, Freeman JA, Janssen I. Exercise alone is an effective strategy for reducing obesity and related comorbidities. Exerc Sport Sci Rev. 2000; 8: 165 - 70.

Ruffino JS, Songsorn P, Haggett M, Edmonds D, Robinson AM, Thompson D, V ollard NBJ. A comparison of the health benefits of reduced-exertion high-intensity interval training (REHIT) and moderate-intensity walking in type 2 diabetes patients. J Appl Physiol Nutr Metab. 2016; https://doi.org/10.1139/apnm-2016-0497.

Sallis R. Exercise is medicine and physicians need to prescribe it! Br J Sports Med. 2009; 43: 3 - 4.

Shaw K, et al. Exercise for Overweight or Obesity. Cochrane Database Syst Rev. 2006; 4: 112 - 7.

Sumithran P, Predergast LA, Delbridge E, Purcell K, Shulkes A, Kriketos A, Proietto J. Long-term persistence of hormonal adaptations to weight loss. N Engl J Med. 2011; 365: 1597 - 604.

Wedell-Neergaard A-S, Eriksen L, Grønbæk M, Pedersen BK, Krogh-Madsen R, Tolstrup J. Low fitness is associated with abdominal adiposity and low-grade inflammation independent of BMI. PLoS One. 2018; 13(1)

Whybrow S, et al. The effect of an incremental increase in exercise on appetite, eating behaviour and energy balance in lean men and women feeding ad libitum. Br J Nutr. 2008; 100: 1109 - 15.

Winter E, Fowler N. Exercise defined and quantified according to the Systeme International d'Unites. J Sports Sci. 2009; 25(7): 447 - 60.

11. 用于营养学教育和促进人群健康的教学厨房

伊莲·马卡尼奇(Elaine Macaninch),

阿比纳夫·班萨利(Abhinav Bhansali),

卢克·巴克纳(Luke Buckner),

凯瑟琳·J.马丁(Katherine J. Martyn)/

苏曼特拉·雷(Sumantra Ray)

营养学教学和社区厨房的结合正在成为一种新的方式,这有助于将营养科学转化为日常生活中的健康专业实践(Birkhead et al., 2015;La Puma, 2016;Bhansali, 2019)和面向公众的教育(Reicks et al., 2018)。

厨房教学/以厨房为基础的教学

厨房教学反映了越来越多的专家共识,即有必要将重点从营养转向基于食物的指导方针(Willett et al., 2019;Mozaffarian et al., 2018)。食物是由许多不同营养素组成的复杂物质,它们在机体能量代谢中发挥作用,影响我们的健康。此外,我们选择的食物是我们情绪、不同文化背景、身处不同环境以及不同经济能力和身体机能差异作用下的产物。了解这些众多的决定因素,在我们对食物的选择中所起到的作用至关重要。教学式厨房是一个面向公众,同时可以提供多专业学习及创新的独特场所。

目前,我们不知道这种模式是否适用于减重手术患者,但文章作者却想到了使用这种方法来解决术后食物质量问题。这样能让患者的术后饮食得到社会和心理方面支持。同时,一部分减重手术患者在术后需要康复和帮助,厨房教学可以在改善饮食模式和避免减重手术中缺乏微量营养元素等方面发挥重要作用。在此过程中,厨房教学通过注重准备实用和相关的食物来帮助维持体重。目前我们还不能证明其实用性及有效性,下文讲述有关动手烹饪作用的案例。

社区厨房

社区厨房是可以为人们提供做饭、学习厨艺和一起进餐的一系列设施。在一个在英国关于795人、为期8周的食品课程研究报告(Hutchinson,2016)中我们可以得出结论,社区厨房对人们的饮食习惯和对厨艺的信心有显著影响。当他们继续在社区厨房待了6个月后,我们发现水果和蔬菜的平均消费量翻了一番,零食消费量却减少了。参与者表示他们对准备食物、预算和采购的信心增强了,营养意识也提高了。他们还提到了有关社交的益处,大家乐于在小组中学习和分享经验,并彼此帮助以及紧密联系起来。

布莱顿和霍夫食品伙伴关系的社区厨房是另一个案例。它主要由人民邮政彩票(People's Postcode Lottery)提供资金,并通过众筹和杰米-奥利弗基金会的食品部获得进一步支持(Brighton and Hove Food Partnership Community Kitchen,2020)。在 COVID-19 大流行之前,它为痴呆症、学习障碍和精神健康问题的人提供课程;在 COVID-19 流行期间,社区厨房帮助接受经济状况调查或低收入的人准备低成本的膳食,并在网上提供课程。这是一个实用的、以技能为基础的模式,旨在专门针对那些可能更缺乏营养和在临床环境中更难达到真实需求的患者群体。

移动式教学厨房

移动式教学厨房是解决资源匮乏和地域辽阔地区面临的营养挑战的一个创新方案。NNEdPro 全球营养与健康中心制定了一个这样的倡议,将营养教育带到加尔各答的贫民窟,目的是促进教育、赋权和创业的同时改善营养和健康状况。当地作为母亲的女性接受了培训,学会了使用现有的季节性食材烹饪经济实惠的健康膳食。她们也接受了其他培训,以使她们可以将她们与营养和健康有关的技能传授给当地的其他居民,甚至传授给加尔各答更多的公众,以促进知识转移(Buckner et al.,2021)。

早期结果表明,加尔各答居民微量元素缺乏症状况有所改善,重要饮食成分(尤其是蛋白质来源)和喂养孩子的相关知识和实践能力也有所提高(Buckner et al.,2021)。在印度加尔各答城市和旁遮普省(Punjab)农村成功实施后,移动式教学厨房介入措施将很快在不同大洲和不同国家的其他类似社区试行。这一模式最具创新性的方面是"一看、一做、一教"的方法,它促进了职业培训从培训师到受训者的转换链,受训者进而成为培训师,从而使知识和技能滚雪球式增长。这种培训模式使用的烹饪方法避免了识字障碍,促进向高营养饮食习惯的改变,同时解决健康的其他社会决定因素包括不平等的创业、教育和更广泛的健康水平。

烹饪医学

烹饪医学是起源于美国的一种基于厨房的营养学教育方法,现已成功地融入美国大部分医学院。参与者通过了解动手烹饪的食物及其准备,同时考虑如何将这些方法转化为帮助患者实现其健康目标(La Puma,2016)。在对625名学生进行的动手烹饪和对营养传统教育的比较中,参与动手烹饪课程的学生在与营养有关方面的能力有显著提高。有趣的是,参与者水果和蔬菜的摄入量也有所提高(Birkhead et al.,2015)。一个近期出现的例子,医学生通过亲身教授烹饪课程向公众传授知识(Chae et al.,2017),这吸引了一位2型糖尿病患者参与进来,通过行动患者的血压和总胆固醇水平降低了。尽管降低的程度很小,但意义却十分重大(Monlezun et al.,2015)。

英国烹饪医学协会在2018年率先推出了类似的但具有英国特色的方法。现在定期为英国的卫生专业人员和医学生提供课程。这需要合作精神,厨师、营养师和医师一起工作,去思考如何在他们独特的工作角色中,支持患者做出适合其医疗条件的更健康的食物选择,包括何时转入注册营养师让其进行专业饮食干预。初步数据显示,人们对咨询中包含营养的信心和支持有所增加,参与者热衷于参加更多的课程,并向其他学生推荐课程(Bhansali,2019)。

在互动环节中,参与者在专业厨师和注册营养师的支持下准备菜谱。以上临床案例被纳入医学生和教师的研究讨论,以帮助参与者考虑如何将他们的学习应用于他们的实践。该课程的设计已经纳入了医学生和教师的意见和要求。目前正在计划通过英国营养实施联盟与营养研究专业人员合作进行正式评估,该联盟由 NNEdPro 全球营养与健康中心、ERimNN(医学营养教育与研究网络)、Nutritank(即英国布里斯托医学生和营养教育中心)和英国烹饪医学会组成(NNEdPro Global Centre for Nutrition and Health,2020)。

英国卫生专业人员的营养教育

患有肥胖症并接受减重手术的人在多学科团队中会遇到许多不同的专业人员。要满足复杂的营养需求,多方面了解由饮食的生理困难、微量营养元素需求以及环境、个人和心理方面的营养障碍所导致的营养问题就显得至关重要。提高卫生保健专业人员的技能,使其拥有更好的食物和烹饪知识基础,将提高他们帮助接受减重手术患者术后康复的能力。移动式教学厨房可以在准备食物和膳食的背景下讨论营养问题,而不是在宏观和微观营养元素的背景下讨论营养问题,以便与患者进行更有关联的对话。此外,这种亲力亲为的方法解决了难以将善意的"建议"付诸实践的潜在问题,以使他们更具有同理心。同时,让卫生专业人员认识到以患者为中心的护理的重要性,并让他们对当前患者的饮食习惯和实践问题"量体裁衣"。

尽管人们普遍认为营养在健康中起着重要作用(Afshin et al.,2019),但越来越多的证据表明,卫生专业人员不愿意与患者讨论食物和营养。例如,英国医学总会针对医学本科生发表了关键的营养相关学习成果[General Medical Council(GMC),2015]。然而,2020 年,在一项对医学生和医师意见的审查中得出了结论,虽然大多数人觉得营养是一个重要的考虑因素,但只有四分之一的人对自己的知识有信心,74% 的人每月与患者讨论营养的次数少于一次,他们认为缺乏知识、时间和信心是最大的障碍。大多数人认为,营养教育作为培训的一部分,而他们接受营养教育的时间还不够,报告显示大多数人接受营养教育的时间不到 2 h(Macaninch et al.,2020)。医学教育中营养学的缺乏在全球范围内(Crowley et al.,2019)以及护理和其他联合健康职业中都有反映

（Sacks，2017）。

总　结

尽管教学厨房在医学教育中处于起步阶段，但它的使用在其他环境中已经比较成熟，通过亲手烹饪的教育有许多应用，并取得了很好的早期效果。为了扩大规模，建议进行进一步的评估和研究，以建立证据基础，并改进方法，以达到最好的效果。这有可能解决专业人员、公众和边缘化社区在营养教育方面的差距问题。

亲自动手做饭可以使人们更广泛地考虑到在疾病的预防和管理中的营养问题。有机会满足那些超重或体重过轻的人的需求，同样有机会提高饮食质量，以改善健康结果，其中包括解决微量营养元素缺乏问题。此外，教学厨房提供了一个安全的学习环境，以讨论不同的饮食模式和饮食需求的复杂决定因素、偏好和任何个体的外部影响。这旨在使他们更具有同理心、适应性更强，结合医疗需求、患者的选择和承受能力，以激励适当的饮食改变。

参考文献

Afshin A, Sur PJ, Fay KA, Cornaby L, Ferrara G, Salama JS, Mullany EC, Abate KH, Abbafati C, Abebe Z, Afarideh M. Health effects of dietary risks in 195 countries, 1990 – 2017: a systematic analysis for the Global Burden of Disease Study 2017. The Lancet. 2019; 393(10184): 1958 – 72.

Bhansali A. Culinary medicine. MDU J. https://mdujournal.themdu.com/issue-archive/summer-2019/culinary-medicine (accessed online 24 June2020). 2019

Birkhead AG, Sarris L, Harlan TS. Novel longitudinal and propensity score matched analysis of hands on cooking and nutrition education versus traditional clinical education among 627 medical students. 2015; https://doi.org/10.1155/2015/656780.

Brighton and Hove Food Partnership Community Kitchen (2020). https://bhfood.org.uk/cookery-school/(accessed 24 June2020).

Buckner L, Carter H, Crocombe D, Kargbo S, Korre M, Bhar S, Bhat S, Chakraborty D, Douglas P, Gupta M, Maitra-Nag S. 'Bhavishya Shakti: Empowering the Future':

establishing and evaluating a pilot community mobile teaching kitchen as aninnovative model, training marginalised women to become nutrition champions and culinary health educators in Kolkata, India. https://nutrition.bmj.com/content/early/2021/07/28/bmjnph-2020-000181.

Chae JH, Ansa BE, Smith SA. TEACH Kitchen: a chronological review of accomplishments. J Georgia Public Health Assoc. 2017; 6(4): 444.

Crowley J, Ball L, Hiddink GJ. Nutrition in medical education: a systematic review. Lancet Planetary Health. 2019; 3(9): e379 − 89.

General Medical Council (GMC). Outcomes for graduates 2018. 2015. https://www.gmc-uk.org/-/media/documents/dc11326-outcomes-for-graduates-2018_pdf-75040796.pdf (accessed 24 June20).

Hutchinson J. Evaluation of the effectiveness of the Ministry of Food cooking programme on self reported food consumption and confidence with cooking. Public Health Nutr. 2016; 19(18): 3417 − 27.

La Puma J. What is culinary medicine and what does it do? Popul Health Manag. 2016; 19(1): 1 − 3. https://doi.org/10.1089/pop.2015.0003.

Macaninch E, Buckner L, Amin P, Broadley I, Crocombe D, Herath D, Jaffee A, Carter H, Golubric R, Rajput-Ray M, Martyn K. Time for nutrition in medical education. BMJ Nutr Prev Health. 2020; https://doi.org/10.1136/bmjnph-2019-000049.

Monlezun DJ, Kasprowicz E, Tosh KW, Nix J, Urday P, Tice D, Sarris L, Harlan TS. Medical school-based teaching kitchen improves HbA1c, blood pressure, and cholesterol for patients with type 2 diabetes: results from a novel randomized controlled trial. Diabetes Res Clin Pract. 2015; 109(2): 420 − 6.

Mozaffarian D, Angell SY, Lang T, Rivera JA. Role of government policy in nutrition — barriers to and opportunities for healthier eating. BMJ. 2018; 13: 361.

NNEdPro Global Centre for Nutrition and Health. (2020). https://www.nnedpro.org.uk/uk-ireland (accessed 24 June20).

Reicks M, Kocher M, Reeder J. Impact of cooking and home food preparation interventions among adults: a systematic review (2011 − 2016). J Nutr Educ Behav. 2018; 50(2): 148 − 72.

Sacks GS. The shrinking of formalized nutrition education in health professions curricula and postgraduate training. J Parenter Enteral Nutr. 2017; 41(2): 217 − 25.

Willett W, Rockström J, Loken B, Springmann M, Lang T, V ermeulen S, Garnett T, Tilman D, DeClerck F, Wood A, Jonell M. Food in the Anthropocene: the EA T − Lancet Commission on healthy diets from sustainable food systems. The Lancet. 2019; 393 (10170): 447 − 92.

第四部分

基础医疗保健之外的肥胖症专家服务

12. 建立三级服务及其面临的障碍

马修·S.凯普霍恩(Matthew S. Capehorn)

遗憾的是,并非所有对肥胖问题感兴趣的人都能够创建并运营一项由NHS资助的肥胖服务,因此需要将其委托给特定的机构。尽管有关指南在2014年英国卫生部的文件中指出了谁应该负责每个干预层次的委托(Department of Health, 2014),以及在2012年NHS委托委员会的指导文件中规定了这些服务应包括的内容(NHS Commissioning Board, 2012),但各地之间仍存在许多差异。然而,无论采用何种委托方式,建立和运营有效的体重管理服务所面临的障碍和挑战仍普遍存在。

近年来,对于体重管理服务的委托在国家和政策层面上进行了一些调整(Department of Health, 2014;NHS Commissioning Board, 2012)。目前,英国卫生部建议将第三级专业体重评估和管理诊所的责任委托给临床委托小组(Clinical Commissioning Groups, CCGs),以多学科团队的方式来协助处理严重和复杂肥胖症(Department of Health, 2014)。尝试评估是否有可能有效地运行第三级服务,将是在委托层面上面临的第一个挑战。

委托阶段面临的挑战

资 金

资金一直是决定有效服务可行性的主要障碍之一。临床医师普遍持有传统印象,即委员会更倾向于节省成本而非增加开支。虽然委员们或许能够理解并认同治疗肥胖症给社会带来的经济效益,而且从长远来看,与治疗与肥胖相关的疾病相比,治疗肥胖症的成本效益更高(Zakeri and Batterham, 2017;Brown et al., 2017),但他们可能没有足够的资金来投资,或者无法提供标准服务。

招标期限

是否有足够的资金来支撑建立完善的三级服务体系,对于大多数服务提供者而言,情况通常并不乐观。例如,当委员会提供一个长达三年的招标时,这仅仅能让服务提供商在当地社区仅建立起三级服务。然而,后续的资金可能无法维持,即使有资金,也难以预测其持续时间。如果现有合同只能延长一年或更短时间,员工的士气和工作保障也会成为问题。对于像肥胖症这样的慢性疾病,我们必须争取 10 年甚至更长时间的招标周期。

关键绩效指标

你的收入是否在一定程度上取决于关键绩效指标(key performance indicators,KPI),如果是,这些指标是否切合实际且可实现?大多数委托方都希望我们能为当地社区的每一位肥胖症患者提供服务,并在帮助他们减重或达到健康 BMI 方面取得 100% 的成功率。然而,这正是依赖于临床证据来验证其实际效果之处。现有服务机构发布的数据显示,在长期干预严重和复杂肥胖症的过程中,预计有 50% 的人可能会中途退出,即使是那些完成治疗的人,也有约 60% 的患者在体重减轻方面只达到比基线减少 5% 的体重管理目标(但仍具有临床意义)(Jennings et al.,2014)。因此,现有机构需要确定哪些具有更高目标期望的关键绩效指标是合理且不影响收入的。

建立服务时面临的挑战

医师时间

对于任何想要建立和从事专业体重管理服务的临床医师,特别是如果想要继续从事初级或二级保健医师的"日常工作",这可能是非常耗时的。尽管如此,医师也应该考虑到每周应该有一节专门的课程来管理该服务,并为所有前来就诊的所有门诊患者提供更多的临床帮助。

合适的场所

这项体重管理服务将在专门的独立场所还是在已有的建筑内（如家庭医师诊所）运营值得深思。是否有足够的空间供工作人员、设施和未来扩展使用？如果是专门的场所，那么需要考虑到场所的成本，而我们的服务是否盈利？

员工招聘和培训

在组建专门的多学科团队时，找到已经接受过培训或具备相关技能的工作人员可能很困难。而寻找一些关键的专家则相对简单，如营养师、运动治疗师或心理师，因为他们本身可能已经具有相关资格并从事相关专业多年。然而，可能很难找到接受过肥胖症专业护士培训的人员。也许需要雇佣缺乏经验的护理团队，并计划安排他们参加适当的课程培训，从而提升他们的技能。同样，可能很难找到专注于管理肥胖症实践方面的足够课程，而且这些课程可能会带来的额外费用也需要考虑。关于人员和成本，如何合理地构建角色和职责非常重要。若您的服务团队中有十几名高技能的营养师是十分理想的，但如果他们提供的是能量计算建议和饮食指南营养信息，那可能会浪费他们的技能，这些工作可以由其中一名护士完成。具备更高技能的员工可能在更专业的角色上表现更好，如对营养师而言，应治疗患有吸收不良综合征、乳糜泻、1 型糖尿病等的患者以及素食主义者和进行南亚饮食的人，而这些问题超出了护士的知识和技能范围。类似的原则也适用于心理治疗团队。心理师可能最擅长识别进食障碍，但通过治疗使行为发生改变的工作可以由护理治疗师完成，如果护士能够熟练地筛选和识别情感进食问题，就可以开发替代的、更具成本效益的护理路径。

临床协议和服务

幸运的是，现在越来越多的文章分享了现有的服务护理路径和服务设计，这可能不需要您重新开发新途径来建立自己的服务体系，但是您需要确保其适应您当地的需求。此外，确定您可能希望提供的其他服务，以达到最佳的综合服务效果也很重要。例如,提供"现场"睡眠障碍评估和随机氧合监测的筛查服务就是一个不错的方式。同样,关于运动治疗,当发现仅仅坐在桌子后面提供咨询很难鼓励患者参与更多的体育健身活动时,那么就应该将服务放在休闲场地,或者提供可供运动治疗师使用的现场健身房设施。罗瑟汉姆(Rotherham)肥胖症研究所研究发现,肥胖症患者在现场健身房与运动治疗师进行的 6 次面对面交流,在治疗师教育和激励患者进行何种类型的体育健身活动后,79%的患者在 9 个月后仍然坚持参与体育健身活动。此发现与健身行业协会官方公布的数据(90%的人加入健身房后在 6 个月内停止去健身房)不一致(Walker et al.,2012)。

运行该服务的挑战

与其他服务整合

在建立三级服务体系时,它不应该是孤立的服务,而应作为分层框架的一部分存在,需要与二级社区体重管理服务(二级服务)和四级减重手术服务(四级服务)相互协作。然而,当地方政府承担二级服务的责任,而三、四级的责任由临床委员会承担时,可能会存在一些困难(Department of Health, 2014)。此外,三级服务还需要与二级服务的医疗保健机构建立联系,接受他们的转诊,必要时进行下转。罗瑟汉姆肥胖症研究所在儿童和成人体重管理服务方面建立了完整的四层框架(图12.1),其因优秀的委托管理而在 2009 年获得了全英国国民保健医疗和社会保障奖(见下文)。

据了解,委托人的关键绩效指标可能与患者的最低接纳量有关。鉴于这个原因,让其他服务机构、潜在的转诊机构和患者知道三级服务的存在和转诊标准是非常重要的。如何做到这一点? 委托人是否已经预留了专门的预算来宣传他们新委托的服务,或者是否期望你采取这种方式? 无论是在当地全科医师的手术室、学校、休闲服务场所、药房等地,还是发送可能永远不会被阅读的广告,或在当地报纸上刊登广告,这在时间和经济成本方面都可能会变得非常昂贵。

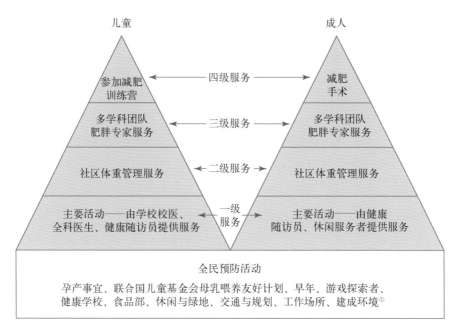

图 12.1　儿童和成人体重管理服务的四层框架

改编自 2008 年原版罗瑟汉姆体重管理服务的四层框架

学术成果

关于学术成果,可能不被一些人视为必需的,但对于某些人来说,与学术机构建立联系并发表论文将会非常有成就感。但是,这从一开始就需要患者

---

① 译者注:在 NHS 的罗瑟汉姆体重管理服务框架中,提及的这些项目和概念在翻译时可以保留它们的专有名词特性,同时为了理解方便,以下是这些术语的翻译和简短解释。"孕产事宜"(Maternity Matters):一个关注孕产妇健康和福利的政策或项目。"联合国儿童基金会母乳喂养友好计划"(UNICEF Baby Friendly):一个旨在支持母乳喂养和促进母婴友好医疗环境的全球倡议。"早年"(Early Years):指的是在儿童早期发展阶段通常涉及的项目或政策,旨在支持 0~5 岁儿童的健康和发展。"游戏探索者"(Play Pathfinder):可能是指一个旨在提升儿童游戏和户外活动机会的项目或计划。"健康学校"(Healthy Schools):一个旨在促进学校环境健康,包括饮食、体育活动和心理健康的综合计划。"食品部"(Ministry of Food):可能指的是旨在提高食品知识和健康饮食习惯的政策或项目。"休闲与绿地"(Leisure & Green Spaces):指的是提供休闲设施和保护自然绿地空间的计划,旨在促进公共健康和福祉。"交通与规划"(Transport and Planning):关注于通过改善交通系统和城市规划来促进健康生活方式的策略。"工作场所"(Workplaces):指在职场推行健康促进活动和政策,如增加体力活动、提供健康饮食选项等。"建筑环境"(Built Environment):指通过城市和建筑设计来支持健康生活方式的概念,如增加步行道、自行车道等。这些项目和概念涵盖了从婴幼儿护理到城市规划等多个方面,共同目标是提升公众健康,特别是在促进健康体重和相关健康行为方面。

的知情同意和确定数据归谁所有(服务提供者还是委托人)。

评估服务的挑战

收集数据

你很可能会收集大量的患者数据,其中大部分可能是为了证明你已经达到了你的关键绩效指标目标。然而,你也可能会收集对证据基础有很大价值的临床信息。需要仔细考虑哪些信息需要收集(如测量值、血液值、患者感觉和其他问卷调查等),以及如何以易于分析的格式保存这些信息。然而,不管对于哪位工作人员,这都是一个耗时的过程,如果允许有专门的行政人员来做这件事,可能更有成本效益。关于证据基础,现在缺乏的是高质量的长期跟踪数据,而这对于任何服务提供者来说都是非常困难和耗时的。如果这是一个选定的目标或关键绩效指标,就需要有足够的资源及能力,对数据进行分析和统计。委托人是否会承担这一责任,或者他们是否只管理关键绩效指标的核心数据集,这不得而知。在这种情况下,你与学术机构的联系及合作可能更能帮助你收集和发表数据。

理解"失败"

对于任何参加体重管理服务的患者,即使他们未达到减重目标,也不应将其视为"失败"的状态,因为即使他们未达到目标,也可能从中获得宝贵经验。然而,重要的是要记住,作为一个三级服务机构,你将会面对有严重肥胖症的病情复杂患者,而且这些患者通常伴有心理情绪和饮食问题。这些患者通常已经尝试过其他所有方法,但无法减轻体重,甚至还在持续增加体重,因此即使是维持体重稳定也可视为一种成功。此外,他们在减重的同时增加了体育健身活动,因此肌肉的增长限制了他们的体重在体重秤数字上的明显减少。同时,这些体育健身活动还显著改善了他们的健康和心脏代谢风险。

总　结

最近对三级服务进行的评估显示,它是一种具有良好成本效益的肥胖症干预措施。因此,委托人应该能够基于我们提供的卫生经济学依据来建立相应的服务。这种建立的服务可能非常有益,但同时也需要仔细考虑其中涉及的所有潜在挑战和障碍。基础医疗保健部门缺乏财政或学术机构的补贴,因此收集大量数据并组织长期跟踪以评估这些服务的真正效果是非常困难的。因此,与学术机构建立合作伙伴关系对于这一进程至关重要。

参考文献

Brown T, O'Malley C, Blackshaw J, et al. Exploring the evidence base for Tier 3 weight management interventions for adults: a systematic review: Multidisciplinary adult weight manage-ment. J Public Health. 2017; https://doi.org/10.1111/cob.12204.

Department of Health. Report of the working group into: Joined up clinical pathways for obesity. April 2014.

Jennings A, Hughes CA, Kumaravel B, Bachmann MO, Steel N, Capehorn M, Cheema K. Clinical obesity evaluation of a multidisciplinary Tier 3 weight management service for adults with morbid obesity, or obesity and comorbidities, based in primary care. Clin Obesity. 2014; 4: 254 – 66.

NHS Commissioning Board. Clinical commissioning policy: complex and specialised obesity surgery. 2012.; Ref: NHSCB/A05/P/a.

Walker L, Kaill A, Capehorn M. Poster presented at ASO conference 2012. Patient Retention in a Primary Care MDT initiated Physical Activity Programme. 2012.

Zakeri R, Batterham R. Improving health through the provision of weight management services; summary of the evidence and current guidelines for general practitioners and clinical commissioning groups. 2017. www.BOMSS.org.uk.

13. 启动体重管理服务

马修·S.凯普霍恩（Matthew S. Capehorn）

多年来，我们在与英国公共卫生部、西蒙-史蒂文斯爵士（英国 NHS 负责人）、历届政府代表和肥胖症专家的交流中获悉，面对公共卫生流行病时，需要将肥胖问题置于优先考虑的问题之中。为了解决这个问题，国家已对体重管理服务的委托进行了多次改变。然而，现有证据显示，对于第三级服务的规范不仅没有变得更加广泛和全面，反而出现了减少的趋势，一些地区甚至面临着停止委托已设定的体重管理服务的窘境。

全球肥胖症患病率在过去 40 年中增长了两倍，据世界卫生组织估计，2016 年全球有超过 6.5 亿肥胖人口[①]。在英国，最新数据表明，肥胖症患病率从 1993 年的 15% 上升到 2016 年的 26%[②]。肥胖症是导致包括高血压、心血管疾病、2 型糖尿病、肌肉骨骼疾病和某些癌症等非传染性疾病的主要风险因素[①]。肥胖症的有效治疗代表了一个广义的预防策略，可预防多种慢性疾病的发生发展。

在英国，体重管理服务遵循一个四级结构，如表 13.1 所示。

表 13.1　英格兰的体重管理服务结构

第一级——基础医疗保健咨询和识别那些有风险的人，同时进行人群层面的公共卫生干预（通过地方当局）
第二级——以社区为基础的体重管理干预（由地方当局委托），通常在小组环境和教育基础上进行
第三级——多学科团队方法，为严重和复杂的肥胖症患者提供个性化的干预措施（从 2014 年起由临床委托团体委托）
第四级——专门为复杂肥胖症患者服务，包括减重手术（从 2017 年起由临床委托团体委托）

---

① World Health Organization. Obesity and Overweight — fact sheet no. 311. 2017
② NHS England. Statistics on Obesity, Physical Activity and Diet — England, April 2018

患者应该有一个临床路径,根据他们的临床需求,无缝地在各级服务结构之间移动。多学科团队通常由临床医师领导,是包括医师(顾问或对肥胖症有特殊兴趣的全科医师)、专科护士、专业营养师、心理师或治疗师、物理治疗师或体育健身活动专家[①]在内的多学科团队。在第三级服务结构,多学科团队为患有严重和复杂肥胖症的患者提供更为密集丰富的个性化服务。第三级服务结构提供的干预措施包括但不限于行为改变策略、促进体育健身活动、饮食建议和支持(包括低热量和超低热量饮食)、心理疗法和药物治疗[②]。NICE 建议将传统治疗未能成功、不能通过第二级服务充分管理的复杂肥胖症患者或需要第四级减重手术干预的肥胖症患者转诊给第三级服务结构[③]。

2014 年之前,第三级服务由地方当局和临床委托小组(以及之前的基础医疗保健信托基金)负责,具体取决于当地委托偏好,而第四级服务则由英国 NHS 委托[③]。2013 年,NHS 委员会制定了关于严重和复杂肥胖症的手术指南,旨在标准化第四级服务中减重手术的准入指征,通过引入一系列标准,改善肥胖症患者转给外科医师前的医疗管理,对于通过护理途径的患者,也能更好地进行临床和心理分类[①]。然而,全国范围内第三级服务的可用性和有效性会因地域而出现不同。英国公共卫生机构设立了一个多利益相关工作组来解决这个问题并研究出更细致的工作方式。2014 年,这个工作组将临床委托小组确定为第三级服务的首选委员会[④]。

绘制委托服务图

2015 年,英国公共卫生机构在尝试绘制肥胖症三级服务图时遭遇了"滑铁卢"。皇家内科医师学院对内分泌和糖尿病专家的一项调查显示,只有 60%

[①] NHS Commissioning Board. Clinical Commissioning Policy:Complex and Specialised Obesity Surgery. 2012;Ref:NHSCB/A05/P/a

[②] NHS England Specialised Commissioning. Commissioning Guidance to support devolution to CCGs of adult obesity services in 2016/17

[③] National Institute for Health and Clinical Excellence. Obesity:Identification, assessment and management — clinical guideline(CG189)

[④] Report of the working group into:Joined up clinical pathways for obesity. Department of Health, April 2014

的人表示在他们的地区有第三级服务。该调查响应率很低,只有 21% 的内分泌和糖尿病专家参与,并未反映全国范围内的所有情况[1]。

2016 年,英国公共卫生部进一步尝试绘制体重管理服务图,主要关注三级服务(Scott et al., 2018)。在 2016 年 9 月,信息自由(freedom of information, FOI)请求已发送给英格兰所有注册的临床委托小组、苏格兰和威尔士的卫生局以及北爱尔兰的健康和社会护理信托机构,要求其提供有关三级服务的信息。在联系的 208 个英国社区团体中,201 个(96.6%)给予了回复,从而开展了迄今最全面的摸底工作。其中 11 个回复指出,委托三级服务是英国国民保健服务系统的责任,这是一个特别有趣的发现,因为三级服务从来不在英国国民保健服务系统的职权范围之内。经进一步澄清后,对 FOI 问题的最终整体回复率为 95.2%(198/208 个临床委托小组)。在提出请求时,有 135 个临床委托小组(68.2%)报告委托了一个三级服务(尽管没有详细说明这些三级服务所提供的设施以及这些服务的全面性)[2]。

在 2017 年 4 月,委托第四级服务的责任也移交给了各临床委托小组。通过联合委托第三级和第四级服务,有望鼓励进一步投资于第三级服务,以确保只有适当的临床患者转入更昂贵的第四级(外科)服务[3]。然而,目前尚无证据表明已经实现了这一点。

在 2017 年,使用类似的方法和 FOI 请求[2]进行了进一步的全面调查。该调查重新审视了在 2017 年 7 月至 11 月由临床委托小组和地方政府当局委托的三级服务以及其他体重管理服务的提供情况。响应率再次很高,来自临床委托小组的回应率为 88%,来自地方政府当局的回应率为 91%。此时,仅有 98 个(57%)临床委托小组报告已经有委托的三级服务,仅有 124 个(72%[4])报告已经承担起委托四级服务,其中包括肥胖外科手术[5]。这意味

---

[1] Public Health England. National mapping of weight management services — Provision of tier 2 and tier 3 services in England, 2015

[2] Getting The Measure of Obesity Services in England; weight management service provision in England: 2017. a report by Novo Nordisk, Feb 2018

[3] Report of the working group into: Joined up clinical pathways for obesity. Department of Health, April 2014

[4] 译者注:原书为 73%。

[5] The current landscape of obesity services: a report from the All-Parliamentary Group on Obesity, May 2018

着自从肥胖外科手术的委托责任从英格兰国民保健署转移到临床委托小组以来，接受肥胖外科手术的机会已经减少，并且重新引入了访问该服务的邮政编码抽签制度。

对未来的影响

2015 年，尽管各种调查方法和肥胖症三级服务绘图结果有局限性，但它表明 60% 的临床委托小组所在地区可以获得三级服务。而且根据卫生部工作小组的建议，有希望通过激励进一步投资以提高这一覆盖率。2016 年收集的 FOI 数据显示，通过迄今最全面的测绘工作，尽管当时人们担心一些服务正在被取消，但 68.2% 的临床委托小组地区可以获得三级服务。然而不幸的是，当 2017 年进行类似的 FOI 测绘工作时，结果表明临床委托小组和地方政府当局都在停止委托体重管理服务，只有 57% 的临床委托小组地区可以获得三级服务。

行动呼吁

2017 年 11 月在威斯敏斯特举行的全党议会小组（the all-party parliamentary group，APPG）关于肥胖症的会议上，这一数据与其他证据一起被提交。作为这次会议的结果，APPG 开始了一项有关体重管理服务的议会调查，收到了来自医疗保健专业人员和患者的大约 1 500 份证据提交。该小组的一个结论是，NHS 未辜负肥胖症患者，并呼吁制定一项针对成人和儿童肥胖症的国家健康策略①。

在英国，存在一个经过明确定制、精心设计的路径，旨在为那些需要的人提供适当的体重管理干预措施。然而，这一路径的实施存在不一致性，并且显然没有得到足够的重视。无论是为了建立新服务还是继续已建立并成功实施的服务，资金一直是委托服务的主要障碍，还有公众观念、污名化和歧视的问

---

① The current landscape of obesity services：a report from the All-Parliamentary Group on Obesity, May 2018

题。对于地方政府协会而言,环境保护和公共卫生预算已经逐渐减少,2016 年全国性报纸援引他们的话称,如果需要进行预算削减,他们将不得不考虑在肥胖这个领域减少开支。临床委托小组委员会可能也有相似的感受,只有当肥胖问题变为强制性的服务,并且拥有中央政府的预算支持,才能确保肥胖问题获得足够的重视。

参考文献

Scott E, Cassidy R, Johnston K Capehorn M. Access to Tier 3 Obesity services in the UK — a postcode lottery? Poster presented at ECO2018, Vienna. 2018

14. 三级服务中的工作人员、角色和设施

戴尔·卡特(Dale Carter)/
马修·S.卡佩霍恩(Matthew S. Capehorn)

引 言

肥胖症是许多其严重并发症的一个可改变的风险因素(World Health Organization, 2000),最近有人提出,肥胖症与200多种不同的疾病有关(Yuen et al., 2016)。有研究表明,任何可以控制肥胖症的干预措施将有助于预防各种长期疾病的发生发展。最近研究发现,体重管理干预,特别是三级服务的多学科团队方法,是具有成本效益的(Zakeri and Batterham, 2017; Brown et al., 2017; Avenell et al., 2018)。已经存在许多三级服务的例子,它们的成功已经被记录下来(Jennings et al., 2014)。最早的综合三级服务的例子之一是罗瑟汉姆肥胖症研究所,它在2008年制定的关于儿童和成人体重管理服务四层框架,于2009年获得了NHS健康和社会保健奖(图14.1)。2009~2017年,罗瑟汉姆肥胖症研究所被委托向任何居住在罗瑟汉姆或在罗瑟汉姆全科医师处注册的人提供符合既定转诊标准的成人三级服务,除了提供强化医疗体重管理外,还规定任何被考虑进行四级减重手术的患者在转诊前必须由罗瑟汉姆肥胖症研究所根据NHS委托委员会的指南进行评估(NHS Commissioning Board, 2012)。

在罗瑟汉姆关于儿童和成人体重管理服务四层框架中,需要第三级服务干预的患者是那些已经接受了第二级服务干预但被认为在体重减轻程度上不成功的患者。如果患者符合更具体的标准,认为他们特别容易受到肥胖症的影响,或需要罗瑟汉姆肥胖症研究所提供的更专业的干预,他们也可以通过当地的全科医师或任何其他联合医疗专业人员,包括二级护理师、当地药剂师、休闲服务者(leisure services)、健康巡视者(health visitors)、学校护士

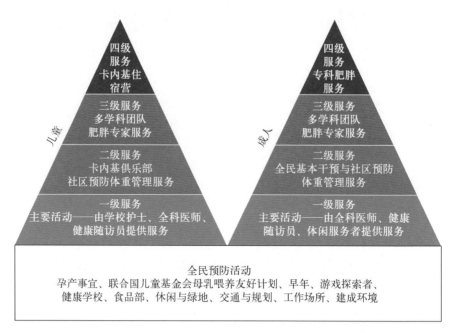

图 14.1 屡次获奖的罗瑟汉姆体重管理服务四层框架①

(school nurses)等,直接转到罗瑟汉姆肥胖症研究所。护理路径的开发是为了让那些可能已经参加过其他被认可的体重管理项目但没有成功的患者进行更好的转诊,这些项目可能是由药剂师在当地或在私营部门提供的。

多学科团队的体重管理方法

罗瑟汉姆肥胖症研究所采用多学科团队方法来管理体重问题,一个中心提供不同的专家组合、不同的体重管理方法,此方法基于 NHS 批准和基于证据的干预。团队专家包括专门的肥胖症专科护士(obesity specialist nurses, OSNs)、保健助理(healthcare assistants, HCAs)、满足复杂饮食需求的营养学专家、"罗瑟汉姆烹饪与饮食"专家、健康培训师、心理师、在场内健身房工作的运动治疗师,以及负责任何药物问题或转诊护理的 GPwSI 等。这里有配套设施支持整个团队针对肥胖症患者进行锻炼、谈话疗法和营养建议工作。罗瑟汉

---

① 译者注:此图在图 12.1 的基础上完善而成。

姆肥胖症研究所还为所有被考虑进行减重手术的成人患者提供分流和评估，儿童可参加由 NHS Rotherham 资助的体重管理训练营。表 14.1 列出了罗瑟汉姆肥胖症研究所的工作人员及其任务。

表 14.1　罗瑟汉姆肥胖症研究所的工作人员及其任务

工 作 人 员	任　　　务
健康培训师	简短的干预和动机访谈 目标设定和生活指导
保健助理	称重和测量 后续护理 超低热量饮食监控 阻塞性睡眠呼吸暂停筛查
肥胖症专科护士	初始分类 基本营养和建议 超低热量饮食启动 阻塞性睡眠呼吸暂停筛查
营养学专家	复杂的饮食需求,包括超低热量饮食支持 术前/术后减重手术
"罗瑟汉姆烹饪和饮食"专家	基本营养及建议 烹饪技能(现场厨房设施)
运动治疗师	个人健身计划(场内健身房) 教育和动机 联络本地其他体育健身活动/场地
心理师	生活指导 认知行为疗法(CBT) 神经语言程序学(NLP)设计 情感自由技术(EFT)
GPwSI	药物疗法 减重手术前和住院前营地评估 阻塞性睡眠呼吸暂停推荐
行政主管	与患者、推荐人和其他服务提供者的联络 任命的分配
临床经理	管理服务和临床治理

工　作　人　员	任　　　务
教育室/图书馆人员	资料室、小组作业
减重手术中心人员	减重胃内气囊和内膜屏障的潜力评估 整夜睡眠研究的潜力评估
其他专家	例如，产科孕前护理
RIO 市场摊位人员	水果和蔬菜销售点的建议 推广健康体重框架服务

初步咨询

当最初接诊转诊患者时，他们被分流以评估哪些（如果不是全部）需要 RIO 提供的服务，并根据情况进行预约。在任何体重评估和管理诊所，所有患者都应接受初步评估，并进行全面的病史问询和检查，包括体重、身高、BMI、腰围、使用生物阻抗计测得的脂肪成分、血压等参数。如果最近没有进行血液检查，则要进行一次血液检查以排除以前未诊断的代谢状况，如糖尿病和糖尿病前期状态、甲状腺功能不足或其他相关的风险因素。因此，几乎所有患者的标准血液检查均包括空腹血糖/糖化血红蛋白、甲状腺功能、肝功能和血脂组合。

肥胖症专科护士在提供成功减重和防止体重反弹所需的许多重要基本信息方面发挥着重要作用。这些重要信息包括：

（1）基本营养和平衡的健康饮食（如使用"吃得好"模式）。

（2）"健康"饮食与减重饮食的区别。

（3）对能量需求的评估（使用哈里斯-本尼迪克特公式或肖菲尔德的方程式）。

（4）低热量饮食，旨在每天减少 500 千卡的热量，以实现最低限度的稳定体重下降，即使在可能需要快速减重的患者中也是如此。

（5）"放纵日"的恶果（可以抵消一周的节食量）。

（6）分量控制（选择正常量的饭菜/零食，绝不暴饮暴食）。

（7）用热量较低的零食替代（如用苹果替代巧克力棒）。

（8）用"减重"饮料或水取代含糖饮料。

（9）把每一种酒精饮料当作一块巧克力。

（10）对高热量低脂肪食品的认识。

（11）避免在不真正饥饿时进食的基本行为治疗技巧。

（12）定期体育健身活动对能量需求的影响。

（13）在适当的时候，转诊给多学科团队的其他成员以获得更多的投入。

常见的误区和错误

热量计算可能适合一些患者，但他们若能够从日常饮食中节省500千卡热量往往会更成功，如简单地减少分量，或将零食改为替代品，或在膳食中替换特定的食物。对于一些患者来说，这可能很容易，如那些在快餐店里倾向于"大吃的人"。通常情况下，患者发现简单地将含糖饮料改为"减重"饮料或水，就能减少摄入的热量。许多患者没有意识到，酒精也有热量。任何一种酒精饮料的热量都应被视为与一块巧克力的热量相同。

另一个容易犯的错误是混淆了"健康"饮食和减重饮食。不幸的是，许多患者没有意识到，他们可能因为吃了太多的健康食品而发胖。此外，患者经常在超市选择购买"低脂"食品，而事实上这些食品的热量可能比其他食品更高。患者有时会在超市购买"高级"食品，认为这可能是一种更健康的饮食，但事实上这些产品的脂肪、糖和（或）盐的含量往往更高。

所有患者在整个服务期间都得到进一步的基本饮食和营养建议，以及生活方式和运动教育。这可能包括基本的烹饪技能，以补充给出的营养建议（在现场厨房设施中提供）。他们有机会与健康培训师以及精通认知行为疗法（cognitive behavioural therapy，CBT）、神经语言程序学（neuro linguistic programming，NLP）设计、情感自由技术（emotional freedom techniques，EFT）和催眠疗法等技术的心理师讨论他们生活的其他方面，以及他们可能与食物的任何情感关系（舒适饮食、习惯饮食等），或与心理医生进行交流。

患者可以预约运动治疗师，他们可以帮助患者定制适合个人的具体运动方案（在场内健身设施中提供），然后鼓励患者利用免费的和有补贴的当地休闲设施，这些设施是通过与罗瑟汉姆肥胖症研究所合作安排的。许多患者经常认为，他们无法减重的原因是他们觉得自己无法参加体育健身活动。现场运动治疗师的一个作用是教育和激励患者，让他们了解他们可以做的适当的体育健身活动，即使是有任何身体残疾的患者。有时，我们会向患者解释孤立的体育健身活动对减重本身的局限性，除非患者可以定期地进行体育健身活动，否则这将是一种相当低效的减重方法。然而，从对健康和降低死亡率的整体利益来看，体育健身活动对心血管的益处应被强调。

个性化的护理和小组工作

咨询是在专门的咨询室以一对一的方式进行的，其中尽管也有小组工作。当信息不需要个人化时，小组会议是向这些需要帮助群体提供通用信息的一种具有成本效益的方式。这些信息可能包括营养建议，或基本的心理治疗建议。对于考虑进行减重手术的患者，小组会议通常发挥重要作用。研究所内的其他设施包括一个专门的会议室，其可以为患者或医疗保健专业人士的教育会议提供服务。这个会议室通常有计算机终端、书籍和期刊以及其他教育工具设施。

接受罗瑟汉姆肥胖症研究所服务的患者，如果他们达到某些标准，就被认为是成功的，这取决于个人。例如，对于大多数患者来说，这些标准可能是在3个月内体重减轻3%~5%，在6个月内体重保持不变，或者在6个月内体重至少减轻5%。对于有些患者来说，成功的标准可能会更多。然而，对于某些儿童来说，仅维持体重就可能被认为是一个成功的目标。

药物治疗、手术和其他服务

被考虑进行药物治疗的患者将由全科医师对其进行评估，以审查他们同时享有的医疗条件和使用的药物。这是一个审查可能与体重增加［和（或）糖尿病患者的低血糖]有关的现有药物的机会,并建议将这些药物换成较新的、更适合减轻体重的替代品。

罗瑟汉姆肥胖症研究所在需要转诊进行减重手术患者的术前和术后护理方面发挥了重要作用。在2013年,NHS发布关于哪些人应该被转诊考虑做减重手术,以及患者在转诊前12~24个月应该接受哪些服务的指南之前,罗瑟汉姆肥胖症研究所是少数已经以这种方式管理患者的专科中心之一。当地的服务评估显示,罗瑟汉姆肥胖症研究所的相关记录显示,其向减重手术中心的不适当转诊有所减少,并且总体上停止了转诊手术的逐年增加趋势,这是因为多学科团队方法在严重和复杂肥胖症患者的减重方面取得了成功,否则他们将需要接受减重手术。

2009~2014年,罗瑟汉姆肥胖症研究所还在分流有严重和复杂肥胖症的儿童方面发挥了重要作用,考虑让这些儿童参加第四级体重管理卡内基住宿营。合适的患者需要接受潜在的医疗条件、心理问题或任何突出的社会或学习问题的评估。就像第四级减重手术的成人分流一样,这个过程增加了转诊到这个更专业和更高投入的资源环境的可能性。此外,在任何儿童参加卡内基住宿营时,罗瑟汉姆肥胖症研究所向这些儿童的家庭提供支持和教育建议,以加强知识并减少儿童返回致胖环境的可能性。

尽管这种转诊不是委托服务的一部分,也不能报销,但罗瑟汉姆肥胖症研究所为了患者的利益提供了额外的服务。这方面的主要例子是筛查阻塞性睡眠呼吸暂停,包括对所有有症状、高颈围或同时有糖尿病和肥胖症的患者进行过夜血氧分析。在2017年停止使用NHS服务之前,现场建立了内镜检查室和恢复室的设施,这些设施可让我们进行内镜手术,如胃球囊和内障栓的内镜手术等。罗瑟汉姆肥胖症研究所多年来建立的新型伙伴关系和合作包括与对体重管理特别感兴趣的药剂师合作,以及与当地杂货商合作,后者在食品销售点设置了"罗瑟汉姆肥胖症研究所市场摊位",宣传当地的服务。

在整个框架的各个层级中,存在着一个全面和综合的护理途径。该服务的结果被定期审计,罗瑟汉姆的整体肥胖症服务也受到委托人的定期监测。

总 结

重要地是,我们要认识到,肥胖症是一种慢性复发性疾病。肥胖症患者如果不能靠自己达到明显的减重效果,就应该在多学科团队的服务中得到一系列的帮助。这些服务不应作为一种"治疗"来提供给患者,而是作为一种长期体重管理咨询服务的方式。

参考文献

Avenell A, et al. Bariatric surgery, lifestyle interventions and orlistat for severe obesity: the REBALANCE mixed methods systematic review and economic evaluation. Health Technology Appraisal. Southampton, UK: NIHR; 2018.

Brown T, O'Malley C, Blackshaw J, et al. Exploring the evidence base for Tier 3 weight management interventions for adults: a systematic review: Multidisciplinary adult weight management. Clin Obes. 2017; 7(5): 260 - 72.

Jennings A, Hughes CA, Kumaravel B, Bachmann MO, Steel N, Capehorn M, Cheema K. Evaluation of a multidisciplinary Tier 3 weight management service for adults with morbid obesity, or obesity and comorbidities, based in primary care. Clin Obes. 2014; https://doi.org/10.1111/cob.12066.

NHS Commissioning Board (2012). Clinical commissioning policy: complex and specialised obesity surgery. Ref: NHSCB/A05/P/a. World Health Organization. Obesity — preventing and managing the global epidemic. Report of a WHO consultation on obesity. Geneva: WHO; 2000.

Yuen M et al. (2016) A systematic review and evaluation of current evidence reveals 236 obesity-associated co-disorders. Poster T-P-3166.

Zakeri R, Batterham R. Improving Health through the Provision of Weight Management Services: summary of the evidence and current guidelines for General Practitioners and Clinical Commissioning Groups. (2017) www.BOMSS.org.uk

15. 心理师在体重管理和减重手术服务中的作用

丹尼斯·拉特克利夫(Denise Ratcliffe)/
米歇尔·威尔逊(Michelle Wilson)

有许多临床实践指南建议在提供体重管理和减重手术服务中纳入专业心理师(NICE Guidelines for Obesity, 2014；BOMMS, 2017)。由于认识到肥胖症涉及复杂的生物心理社会因素,这些指南强调了多学科团队方法的重要性,其中包括专业心理师的投入。在体重管理和减重手术服务环境中,专业心理师投入与其他干预措施(如饮食或手术干预)一起提供,可使干预更整体,且结果更优化,避免可能危及长期维持服务的脆弱因素。

值得注意的是,专业心理师的作用不仅仅是提供谈话治疗,还包括咨询、监督、联系其他服务机构,促进研究和服务发展。从本质上讲,专业心理师在服务的各个阶段提供干预,从个人治疗投入到多学科团队工作,再到确定和实施服务改进措施。本章中将概述接受体重管理和减重手术服务的个人所经历的一些关键心理问题,然后回顾在体重管理过程中心理师的主要角色和功能。

将心理师纳入体重管理和减重手术服务的理由

帮助个人改变并保持他们的行为,以促进体重管理或准备并适应减重手术所带来的变化,是心理师的一个重要责任。然而,促进行为改变并不是心理干预的唯一重点。这是因为对可能驱动个人行为的其他心理问题提供心理输入是很重要的(见下文)。有资料显示,与普通人群相比,肥胖症患者心理困扰的发生率要高得多(Kalarchian et al., 2007；Mitchell et al., 2012)。肥胖症患者的心理困扰包括与体重直接相关的心理障碍,如暴饮暴食症,以及与体重不相关的心理障碍,如人格障碍。

有一些心理问题会对个人的体重管理产生相当大的影响,但这些问题属于一般心理健康服务和进食障碍服务的范畴。这些问题包括与体重相关的耻辱感和社会焦虑、情绪化饮食和影响个人饮食行为或与体重/身体相关的创伤。与体重相关的耻辱感问题很普遍,可能会影响个人获得或参与其他服务的治疗。解决这些问题可以支持行为上的改变,帮助个人减重。然而,重点需要注意的是,有多种衡量行为改善的方法,但其可能并不总是与体重计上的显著变化相对应,如生活质量、改善与其他人的关系、改善对健康服务的整体参与。心理师能够支持干预措施,以解决这一问题,在体重变化发生之前,可能需要首先解决这些问题。

鉴于上述原因,在可能出现这些心理问题的服务中,特别是当他们可能存在心理改变甚至出现心理障碍时,需要一位专业心理师。这名专业心理师除了需要有与心理健康问题有关的工作经验外,还需要有关于肥胖症、非手术减重方法和减重手术的专业知识,以便提供有意义和适当的干预(West Smith and Sogg,2010)。

心理上的困扰

心理师在体重管理和减重手术服务环境中通常处理的心理问题类型包括以下内容。

(1)紊乱或有问题的饮食模式,如暴饮暴食、情绪化饮食、夜间饮食、不规律饮食(例如,白天不吃饭,只晚间吃饭)。

(2)心情问题对饮食的影响。

(3)社会焦虑/体重成见。

(4)创伤和早期儿童经历对饮食的影响。

(5)身体形象问题。

(6)情绪调节/压力承受问题。

(7)可能影响个人减重能力及家庭/系统内的动态(例如,围绕食物和饮食的家庭信仰,管理与他人关于体重和饮食的评论或讨论)。

心理评估

在专业的体重管理和减重手术服务环境中,心理评估有多种功能:① 它是确定个人当前困难的工具;② 确定未满足的需求;③ 向多学科团队提出建议;④ 确定适当的帮助来源。心理评估可识别出可能阻碍或影响体重管理过程的心理因素,这可为制订合作计划提供契机,应与患者进行协商。作为其中的一部分,这也是一种确定哪种治疗方法对患者最有帮助的机制。心理评估过程还会考虑到这是否是个人考虑体重管理的适当或最佳时间。心理评估有助于降低患者在减重方面进行"另一次失败的尝试"的概率,这可能会破坏以后参与体重管理的任何动机或能力。此外,收集到的心理评估信息可用于向其他多学科团队成员建议如何制定/提供干预措施以更好地满足患者的需求。

患者可能对看心理医师感到恐惧或不安,这通常是由于对心理医师在体重管理中的作用缺乏了解,以及患者认为心理医师只为有精神健康问题的人工作。因此,重要的是,心理师和多学科团队的其他成员要消除心理学作用的神秘感,并向患者保证,心理师参与的目的是通过合作来帮助患者实现自己的目标。

心理评估的最重要成果之一是制定心理配方。这涉及共同制作一个工作模型,总结并在导致和维持个人当前困难的心理、行为和情绪因素之间建立联系。心理配方通常关注不同问题和反应之间的相互作用。例如,进食可能已经成为管理焦虑的应对机制,但随着体重的增加,患者常会出现焦虑和回避,从而维持有问题的进食行为。制定心理配方的过程本身就是一种干预。通常,当当事人开始对他们过去的经历(包括饮食行为的历史渊源和心理功能)和他们目前心理和行为反应之间的联系有一个有意义的理解时,他们可以开始从这个过程中解脱出来。这可以支持他们做出有意义的改变,达到他们为体重管理设定的目标。

直接向患者输入信息

心理学治疗方法的类型显然需要根据个人的表述及治疗的目标和重点来决定。以下这些是体重管理中最常用的治疗方法。

（1）认知行为治疗。

（2）接受与承诺治疗。

（3）正念治疗。

（4）注重同情心的治疗。

接受与承诺治疗和正念治疗可以帮助个人管理痛苦容忍度和减少体验性回避（即试图"摆脱"思想和情绪等的控制）。这对减少情绪化饮食发作有帮助。注重同情心的治疗对于那些表现出高度自我批评和羞愧的人特别有用，这可能与他们的饮食模式、（饮食）行为或以前的生活经历有关，这些经历可能影响他们此时此地的饮食模式和行为。

与患者讨论治疗方案，并对建议的治疗方案做出解释。如前文所述，这是基于对个人的心理评估和预期目标制定的心理配方。

不同的干预方式

心理输入干预可以以不同的方式进行，这取决于患者的复杂性和小组工作的重点。对于某些情况，个人投入更合适。小组工作可以是一个非常有用的工具（特别是它有内在同伴支持的额外优势），这些可以是纯粹的心理学或涉及其他多学科团队成员的小组方案。

阶梯式护理模式干预可以增加心理投入的成本效益，是一种实用的方法。这可能意味着患者可使用自助资源或有指导的自助干预；由初级工作人员（如助理心理师）提供更标准化和不太复杂的干预；以及由心理师为那些表现更复杂、合并症严重的患者提供干预。这意味着，根据患者的需要，提供不同层次的干预措施。

关于肥胖症和体重污名化的心理教育

心理师可以在提供心理教育方面发挥重要作用（向肥胖症患者和其他卫生专业人员），介绍导致肥胖症的原因和机制，以挑战个人因无法减重/保持体重而"失败"的观点。这可以帮助解决自我责备和自我认知污名化的问题。个人往往遵循多种饮食习惯,几十年来一直在积极尝试减重。他们往往陷于"节食心态",即对节食采取全或无的方法,而不是试图确定一个长期可持续的饮食计划。此外,这意味着个人可能很难应对减重带来的挑战和使自己具有特定技能。解决这个问题以及与肥胖相关的耻辱感可以使患者以更长远的眼光和方法来管理他们的体重。

与其他部门的联系

患有复杂肥胖症的人经常接受多种服务,可能涉及身体健康、心理健康方面或两者都有。为了满足个人的目标和希望,服务机构之间的联合工作可以大大改善患者的参与度和对治疗的反应。心理师通过获取、分享和整合信息在与其他部门的联合工作中发挥了关键作用,这可以改善体重管理干预措施的实施。从心理健康服务中获得信息,了解如何在个人的心理健康需求范围内最好地获得支持和参与其中。

此外,通过心理评估,体重管理心理师可以了解患者与其他医疗服务的关系,以及这可能对体重管理团队本身的参与产生何种影响。这种了解可以通过让多学科团队了解如何更好地让患者参与进来,以及通过帮助提高患者的意识,使他们能够与团队建立更好的关系,从而促进患者与服务的接触。

此外,患者很可能有复杂的社会护理需求。心理师可以很好地传达这些需求以及这些需求对患者参与医疗治疗的影响,并指出如何解决这些需求可以促进他们有效地把握治疗的能力。

除此以外,心理师还可以与其他服务机构合作,提高他们对肥胖症及其治疗的理解,积极缓解消除肥胖症患者的耻辱感,并强调在心理健康服务中积极考虑个人的身体健康和心理健康的重要性。此外,患者可能经常有未得到满足的心理健康需求,这些需求与他们的体重管理没有直接关系,但这些需求若得到满足,可能会阻碍体重管理的顺利推进。这些未满足的心理健康需求可能会被忽视,因为人们的注意力仍然集中在减重上。心理师可以支持患者转诊到适当的服务机构,以满足这些需求,这通常可以使患者更有效地参与体重管理干预和自我护理。

多学科团队工作

多学科团队工作对提供有效体重管理计划至关重要，所有专业团体都为制订患者的治疗计划提供了宝贵的建议。并非所有接受体重管理服务的患者都需要直接的心理学支持；然而，心理学上的支持可以促使他们参与治疗，并确保治疗是为满足他们的特定需求而定制的。如上所述，心理配方是对患者特定需求的理解，以及如何最好地处理他们所需体重管理服务的工作。通过多学科团队会议上的案例讨论，心理师可以向其他专业人员提供意见和建议，告诉他们如何基于这种心理配方来处理特定的工作。

此外，心理师经常向其他多学科团队成员提供临床监督，以讨论个案工作以及工作中的主题和挑战。这种督导提供了针对这些个案问题的心理学视角，可为其他专业人员更经常地考虑患者的心理和社会方面的表现提供支持，并在他们的工作中培养如何协商这些问题的技能。此类做法支持了以患者为中心的护理，了解他们的具体需求，并使所有接受体重管理服务的患者即使他们没有直接与心理师见面，也得到了心理学上的治疗。

第三级服务中的具体问题

体重评估和管理诊所（在英国被称为第三级服务）在较低级别的人口/生活方式干预服务（第一或二级服务）和专业减重手术服务（第四级服务）之间提供投入和联系。他们为具有复杂肥胖症表现的个人提供多学科团队方法，在这种情况下，需要多种专业的评估和治疗来使他们做出改变（BOMMS，2017）。许多患者热衷于通过非手术方式改变他们的体重，并经常感到陷入了"溜溜球节食"的循环中，对长期可持续的体重管理感到无望。此外，他们往往有不切实际的期望，即为了改善他们的健康和福祉，必须达到减轻多少体重的目的。第三级服务提供了另一种方法，即试图了解个人减重的障碍，同时调整患者对减重的期望值以及如何处理这个问题。患者表示非常重视这些因素，最明显的体现在体重管理的情感方面，以及确定管理饮食行为的内部和外部触发因素的方法(Public Health England, 2017)。

心理学在这方面发挥了关键作用,它能够帮助团队和患者了解导致他们困难的因素,以及这些因素会引起什么变化。此外,还需要做很多工作来支持患者维持体重。例如,帮助患者将他们的减重方法从以饮食为重点转变为可持续的和可管理的,并帮助他们做出改变,如改变饮食和活动。此外,心理学可以帮助患者思考如何适应他们减重成功后身体形象的变化,身体形象的变化可能会与减重同时发生。正确的认知可以促进患者长期维持第三级服务护理下的变化。患者长期维持在第三级服务护理下的身体状态是一个关键,因为肥胖是一个长期的健康状况,需要持续管理和维护。

减重手术中的具体问题

以前,心理评估被认为是在减重手术前识别合适和不合适的人的工具,但现在心理评估被认为是一种过时的、没有证据的方法(Sogg and Friedman, 2015)。心理评估在减重手术中的作用和功能已经发展到确定手术准备情况和可能影响个人减重和术后社会心理结果的潜在弱点,应围绕这些弱点提出建议和制定干预措施。提供术前干预措施是为了让个人做好准备,减少风险因素,如情绪化饮食。由于减重手术可引发一些严重的不良事件,包括酒精依赖率增加(King et al., 2017)和自杀率增加(Neovius et al., 2018),术后提供心理支持至关重要。除了这些高风险的情况,所有人在减重手术后都会在体重、饮食、身体形象、人际关系、信心等方面发生重大变化,这些都不可避免地需要心理调整。减重手术后,有一部分人出现了限制性饮食障碍(Conceição et al., 2013)或复发暴饮暴食,这与体重减轻不理想有关(White et al., 2010)。手术后经常发生的问题是体重的大量减轻会导致身体形象问题,特别是当皮肤皱褶尤为明显时,身体形象问题更为严重(Kitzinger et al., 2012)。

服务评估和发展

相关研究正在不断提高人们对肥胖症的认识,治疗方法需要调整和完善,以便为患者提供最有效的支持。心理师在研究和服务发展方面的培训使他们处于一个很好的位置,可以协助团队评估患者的治疗结果。在体重管理服务中嵌入心理学可以支持多学科团队对患者的治疗采取批判性的方法,并根据患者的需求和研究的发展来调整。

总　结

本章总结了心理学在体重管理和减重手术服务中的多方面作用。与大众的理解相反,心理学不仅能够对个人提供直接的治疗干预,还能通过团队中的其他成员承担一系列间接工作,帮助支持服务的提供和治疗(如监督和咨询)。

心理师在心理健康方面的专业知识,以及他们在肥胖症、非手术减重方法和减重手术方面的专业知识,使心理师能够有效地处理肥胖症服务中出现的高度复杂性问题。总体来说,在这些服务中嵌入心理学可以极大地使获得这些服务的个人提高参与度和得到更好的结果,在规划和建立这些多学科团队时应考虑到这一点。

参考文献

British Obesity and Metabolic Surgery Society. Commissioning guide：Weight assessment and management clinics（tier 3）. 2017. http://www.bomss.org.uk/wp-content/uploads/2017/10/Revision-of-Commissioning-guide-Tier-3-clinics-04042017.pdf

Conceição E, Orcutt M, Mitchell J, Engel S, LaHaise K, Jorgensen M, Woodbury K, Hass N, Garcia L, Wonderlich S. Characterization of eating disorders after bariatric surgery：a case series study. Int J Eat Disord. 2013；46：274－9.

Kalarchian MA, Marcus MD, Levine MD, Courcoulas AP, Pilkonis PA, Ringham RM, et al. Psychiatric disorders among bariatric surgery candidates：relationship to obesity and functional health status. Am J Psychiatry. 2007；164（2）：328－34. ；quiz 374. https://doi.org/10.1176/appi.ajp.164.2.328.

King WC, Chen J, Courcoulas AP, et al. Alcohol and other substance use after bariatric surgery：prospective evidence from a U.S. multicenter cohort study. 2017；13：1392－402.

Kitzinger HB, Abayev S, Pittermann A, Karle B, Bohdjalian A, Langer FB, et al. After massive weight loss: patients' expectations of body contouring surgery. Obes Surg. 2012; 22(4): 544 – 8. https://doi.org/10.1007/s11695-011-0551-6.

Mitchell JE, Selzer F, Kalarchian MA, Devlin MJ, Strain GW, Elder KA, et al. Psychopathology before surgery in the Longitudinal Assessment of Bariatric Surgery-3 (LABS – 3) Psychosocial Study. Surg Obes Relat Dis. 2012; 8(5): 533 – 41. https://doi. org/10.1016/j.soard.2012.07.001.

Neovius M, Bruze G, Jacobson P, Sjöholm K, Johansson K, Granath F, et al. Risk of suicide and non-fatal self-harm after bariatric surgery: results from two matched cohort studies. Lancet Diabetes Endocrinol. 2018; 6(3): 197 – 207. https://doi.org/10.1016/S2213-8587 (17)30437-0.

NICE. Obesity: identification, assessment and management. 2014. https://www.nice.org.uk/ guidance/cg189

Public Health England. Qualitative opportunities into user experiences of tier 2 and tier 3 weight management services. 2017. https://www.gov.uk/government/uploads/system/uploads/ attachment_data/file/622422/Qualitative_opportunites_into_user_experiences_t2_t3_weight_ man-agement_services.pdf

Sogg S, Friedman KE. Getting off on the right foot: the many roles of the psychosocial evaluation in the bariatric surgery practice. Eur Eat Disord Rev. 2015; 23(6): 451 – 6. https://doi. org/10.1002/erv.2395.

West-Smith L, Sogg S. Creating a credential for bariatric behavioral health professionals: potential benefits, pitfalls, and provider opinion. Surg Obes Relat Dis. 2010; 6(6): 695 – 701. https://doi.org/10.1016/j.soard.2010.03.289.

White MA, Kalarchian MA, Masheb RM, Marsha D, Grilo CM. Loss of control over eating predicts outcomes in bariatric surgery: a prospective 24-month follow up study. J Clin Psychiatry. 2010; 71(2): 175 – 84. https://doi.org/10.4088/JCP.08m043281lu.

16. 饮食对肥胖症预防和管理的影响

特鲁迪·迪金(Trudi Deakin)

你不会因为掉进水里而淹死,你会因为待在那里而溺亡。[1]

——匿名

英国的肥胖问题不断加剧,2017年有2/3的英国人超重,有26.9%的英国人处于肥胖状态(OECD,2017)。据预测,到2030年,每2~3名成年人中就会有一名肥胖症患者,肥胖症患病率将翻倍增加(Wang et al., 2011)。人们普遍认为,这是因为人们摄入的食物更多,运动更少。能量平衡理论表明,如果人们摄入的热量超过消耗的量,体重就会增加;反之,如果摄入的热量不足以支持消耗,体重就会减轻。然而,这一理论存在一些问题:

(1)它没有考虑到实验室中的食物热量测定(确定每克食物的热量)和身体中的食物代谢(热量如何被处理并作为能量储存或使用)之间的区别。

(2)告诉人们简单地节食并不是可持续减重的答案。减少热量的摄入(少吃)可以减缓基础代谢率,即减少身体燃烧的热量,因为机体会认为能量不足,从而进入饮食饥饿模式。

(3)建议人们不要把多运动作为减重的唯一策略。多运动可以刺激饥饿激素,如胃泌素。胃泌素能够刺激食欲,但它很少能够抵消通过食物和饮料摄入的额外热量,因此这是一种难以摆脱的不良生活习惯(Malhotra et al., 2015)。

上述问题正是传统的节食方法在短期内通常会导致体重下降,但从长期来看却不太有效的原因。在节食结束后,人们恢复了之前的饮食习惯,或者由于节食期间的严格控制导致身体代谢率下降,使得体重增加。这导致减重反

---

[1] 译者注:这里可以理解为面对困难或危险时,不应该被动等待,而应该积极采取行动,否则可能会因为不作为而遭受更严重的后果。

弹后的体重比减重之前更重。这些人体重反弹经常会因为失败而责备自己，当他们重新获得减重的动力时，他们可能会采取相同的方法。减少热量摄入、低脂饮食或高糖饮食可能会进一步降低身体的基础代谢率，这可能导致他们的能量消耗减少以与新的能量摄入水平相匹配，这种减少的能量消耗可能高达每天 500 卡路里[①]（Fothergill et al., 2016）。

一些人发现，监测热量摄入对他们有所帮助。一般来说，女性每天大约需要 2 000 卡路里，而男性则需要 2 500 卡路里。然而，卡路里计算的一个限制在于它没有充分认识到体重的增加受激素调控。激素在调节脂肪储存（产生脂肪）、脂肪分解（将脂肪分解为能量）、饥饿和饱腹感方面发挥着作用（Taubes，2013；Kersten，2001；Choi et al., 2010）。食物的质量比卡路里计算更为重要。

我们摄入的食物包含多种营养物质。其中一些提供能量（即卡路里），被称为宏量营养素。糖、蛋白质和脂肪是三种主要的宏量营养素。另外，微量营养素为身体提供营养，但不提供热量。微量营养素分为两类，即维生素和矿物质。我们的健康在很大程度上受到身体吸收的营养素的影响。某些营养素过多或过少都可能对健康造成损害。有些营养素是生命必需的，但身体无法自行合成它们，此时必须通过摄入外部食物来获得。

一些必需脂肪酸（来源于脂肪）、氨基酸（来源于蛋白质）、维生素和矿物质对人体至关重要。通常认为糖是必不可少的，但这并不准确，因为如果我们不摄入糖，我们的体内可以通过蛋白质或脂肪合成糖，人类可以在没有外部（饮食）糖供应的情况下生存。每摄入 1 g 蛋白质可以产生 0.56 g 葡萄糖，每摄入 1 g 脂肪可以产生 0.1 g 葡萄糖，这个过程称为糖异生。因此，只要有足够的蛋白质和脂肪，食物中糖的最低限度可以为零（Institute of Medicine of the National Academies，2005）。

胰岛素是体内脂肪调节的主要激素之一。新的研究证据表明，胰岛素水平的增加可能会导致能量滞留在脂肪细胞中，从而减少能量的释放。因此，如果消耗的热量减少，身体可能会进入饮食饥饿模式，刺激饥饿感并保存能量，导致基础代谢率降低（Ludwig and Ebbeling，2018）。

---

① 译者注：1 卡路里（cal）≈4.186 焦（J）。

本章提出了一种可持续的减重策略,作为替代低热量、低脂肪饮食的方法。该策略旨在解决肥胖症和脂肪储存的根本问题之一:高胰岛素水平和胰岛素抵抗。摄入营养素的种类和数量,以及进食频率,都会影响胰岛素水平。糖是引发胰岛素水平升高的主要因素,因此应该在可耐受的范围内限制摄入,即个体能够实现减重和健康目标的范围。虽然蛋白质能够带来饱腹感,但某些蛋白质确实会直接提高胰岛素水平,因此摄入蛋白质的量应该适度。脂肪对胰岛素水平的影响较小,因此它应该成为首选的能量来源。然而,脂肪热量可以从饮食中获取,也可以从脂肪组织中释放。如果体重减少过快,这可能意味着脂肪供应不足,而体内的脂肪储备过多。如果减重停滞不前,可能表明摄入了过多的脂肪,脂肪储备仍在继续。

食物群

我们日常摄入的五个主要食物类别是水果和蔬菜、碳水化合物、牛奶和奶制品、蛋白质、脂肪。

水果和蔬菜提供多种维生素、矿物质和纤维。许多维生素是抗氧化剂,有助于阻止导致心脏病、卒中和某些癌症的细胞损伤。矿物质是人体许多基本功能所必需的。

碳水化合物是一种能量来源。淀粉类食物为身体提供葡萄糖,含糖食物也提供葡萄糖和果糖。天然未加工的碳水化合物可以提供纤维、钙、铁和 B 族维生素。然而,加工和精制的碳水化合物缺乏营养。牛奶和奶制品为我们提供骨骼健康所必需的钙。蛋白质对身体的生长和修复是必不可少的,摄入富含蛋白质的食物后饱腹感增加。

脂肪为我们提供许多必要的营养,也是一种巨大的能量来源。脂肪通常会增加食物的味道,并产生饱腹感。

碳水化合物耐受性

所有食物都有可能影响每天的碳水化合物摄入量,如淀粉等。

水果含有天然果糖,蔬菜含有少量淀粉。

面包、土豆、大米及各种谷物等都是淀粉类碳水化合物的主要来源。而含糖碳水化合物则来自含糖饮料、果汁,以及食用糖、糖果、饼干、蛋糕、甜点等。

肉、鱼、蛋类的蛋白质食品,不含任何碳水化合物,除非它们以某种方式进行加工,如添加面包屑或面糊。豆类的蛋白质食品中就含有淀粉类碳水化合物,如菜豆和扁豆。

牛奶和奶制品含有乳糖(不包括几乎不含碳水化合物的硬奶酪)。

天然的脂肪,如黄油、猪油、植物油、肉上的脂肪、奶油或可可固体,实际上是不含碳水化合物的。然而,一旦将脂肪与面粉和糖混合制作成饼干或蛋糕、将糖和牛奶添加到可可中制作巧克力,或者使用土豆制作薯条和薯片,这些食物就会变得含有较高的碳水化合物。

一小片面包含有大约 15 g 的碳水化合物。将其他食物中的碳水化合物含量与一片面包中的含量相比对于人们来说容易理解。例如,三茶匙的糖、一个小的苹果(300 g)或 300 mL 的牛奶所提供的碳水化合物与一小片面包中的碳水化合物含量相同。图 16.1 展示了一天中可能摄入的一些碳水化合物食物。

淀粉:是由许多单位的葡萄糖组成的。葡萄糖以不同的速率释放到血液中,这个过程取决于食物中存在的其他营养物质。

葡萄糖:是一种简单的单糖,在肠道中可被迅速吸收,导致血糖水平迅速达到峰值。

蔗糖:通常称为糖,是由葡萄糖和果糖形成的。它被用于饮料、糖果和烘焙食品。

左旋糖:通常被称为果糖,也存在于水果中,是蔗糖的组成部分之一。

乳糖:是牛奶和奶制品中发现的另一种糖。它是由葡萄糖和半乳糖组成的。有些人可能难以消化这种糖。

碳水化合物的组成如图 16.2 所示。

当淀粉类食物被消化时,它们会被分解成葡萄糖,这些葡萄糖会被释放并吸收到血液中,导致血糖水平上升。因此,摄入的碳水化合物(无论是淀粉还是糖)越多,对血糖的影响就越大。在糖耐受正常的人中,血液循环中通常只含有 3~7 g 的葡萄糖,因此在摄入含碳水化合物的食物或零食后,需要迅速将

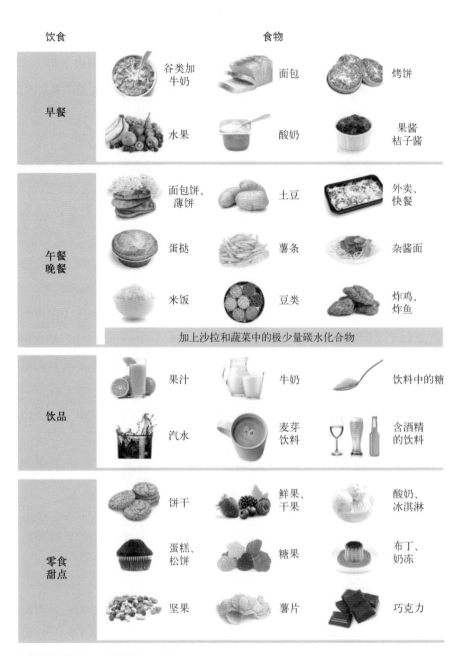

图 16.1　一天中可能摄入的一些碳水化合物食物

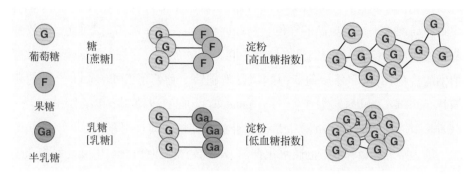

图 16.2　碳水化合物的组成部分

图片来源：X－PERT Health

葡萄糖从血液中清除出去。当血糖水平上升时,胰岛素会从胰腺释放到血液中,使葡萄糖能够进入人体细胞,从而在细胞内将糖转化为能量。

　　果糖和半乳糖的代谢途径略有不同。它们最初被运输到肝脏,然后转化为葡萄糖并以糖原的形式储存。在两餐之间或夜间,当血糖水平开始下降时,储存在肝脏中的糖原会被分解成葡萄糖,并释放到血液中,以恢复正常的血糖水平。肝脏每小时可以释放 6～25 g 的葡萄糖(Webster et al.,2016)。当肝脏的糖原储备达到饱和时,任何多余的碳水化合物都会转化为脂肪,这个过程被称为新生脂肪生成。脂肪与甘油三酯密切相关。因此,过量摄入碳水化合物会导致甘油三酯的产生,这些甘油三酯要么会储存在胰腺、肝脏等器官及其周围的脂肪组织中,要么会储存在血液中,从而升高血液中的甘油三酯水平(Volk et al., 2014；Volek et al., 2012；Sevastianova et al., 2012)

血糖指数

　　不同的碳水化合物食物对血糖有不同的影响,可以用血糖指数进行排序。如上所述,一小片面包、三茶匙糖、130 g 苹果和 300 mL 牛奶都含有相同数量(15 g)的碳水化合物。然而,它们释放葡萄糖和提高血糖水平以及胰岛素水平的速度是非常不同的。面包的影响最快,因为现代的研磨过程将谷物稠度研磨得非常细腻,这样葡萄糖就可以在消化过程中迅速释放并吸收到血液中,导致胰岛素水平达到更高的峰值。一些面包,如谷物面包和全麦面包,释放葡萄糖的速度稍慢,因为它们没有经过相同程度的加工。根据一般经验,加工越精细的食物,消化和释放葡萄糖的速度就越快。葡萄适™(Lucozade™)、葡萄糖片(glucose tablets)、老土豆(old potatoes)、加工和精制谷物[如玉米片™(Cornfakes™)]和大米(rice)也是快速释放葡萄糖的碳水化合物。

糖为中等能量释放量的碳水化合物,大多数含糖的食物也是如此,如酱和碳酸饮料。这是因为糖或者说蔗糖含有等比例的葡萄糖和果糖。果糖以糖原或甘油三酯的形式储存在肝脏中,因此只有50%的蔗糖分子直接影响血糖和胰岛素。然而,这并不意味着糖更健康,因为食用糖的数量对健康影响很大。2018年的研究证据表明,果糖可以通过刺激肝脏内脂肪的新生(脂肪在肝脏内积累)来引发胰岛素抵抗和非酒精性脂肪肝,因此对健康产生不良影响(Jensen et al., 2018)。其他中等能量释放量的食物包括B维他麦™(Weetabix™)、小麦丝(shredded wheat)、新土豆(new potatoes)、红薯(sweet potatoes)和印度香米(basmati rice)。

如果碳水化合物食物分解缓慢,血糖水平上升速度也会较慢,这有助于身体更有效地处理葡萄糖,避免像快速分解碳水化合物一样导致胰岛素急剧升高。一些缓释碳水化合物的食物包括蔬菜,牛奶和酸奶,坚果类、种子类和豆类,钢切燕麦(steel-cut porridge)和某些燕麦粥。

许多因素可以解释不同食物的不同血糖指数,总结如下:

(1)**物理形态**:一般来说,加工程度越高的食物,其血糖指数就越高。例如,速溶燕麦的血糖指数为79,而钢切燕麦的血糖指数为55。

(2)**食物组合**:当碳水化合物食物作为一餐的一部分被食用时,这餐饭的血糖指数会根据所有血糖指数的平均值一起改变。

(3)**烹饪时间**:更长的烹饪时间可能会分解淀粉或其他碳水化合物,使其在摄入时更快地通过身体,从而增加食物对血糖的影响。煮5~10 min的意大利面的血糖指数略低于煮得更久的意大利面。

(4)**酸度**:食物的酸度越高(如腌制的食物或含醋或柠檬汁的食物),血糖指数就越低。例如,在发酵过程中使用乳酸菌或乳酸培养的酸面团面包,其血糖指数比白面包低。

（5）**物理陷阱**：包裹在豆类、种子类和全谷物植物细胞壁上的纤维状外壳起到了物理屏障的作用，减缓了消化酶分解碳水化合物的速度。因此，许多全谷物和豆类的血糖指数较低。

（6）**蛋白质/脂肪**：在高血糖指数食物中添加对血糖影响最小的蛋白质或脂肪会降低该食物的血糖指数。例如，在一片面包中添加奶酪会降低其血糖指数。

（7）**可溶性纤维**：一般来说，食物中黏性纤维或可溶性纤维含量越高，其血糖指数就越低。其可增加肠道内容物的黏度，从而使淀粉和消化酶之间的相互作用变慢，导致较慢和较低的血糖漂移。豆类是富含可溶性纤维的食物。

用低血糖指数食物替代部分高血糖指数食物已经被证明有助于改善健康（Thomas，2009；Schulze et al.，2004）。尽管碳水化合物的总量仍然是主要关注点，但考虑碳水化合物的类型同样具有价值。血糖负荷可以通过将食物的血糖指数与所摄取碳水化合物的克数相乘来计算。国际血糖指数和血糖负荷数据库（Internetional Tables of Glycaemic Index and Glycaemic Load）记录了超过2 400种食物的信息，此数据库被认为是最权威的和血糖相关的食物的科学信息来源之一（Atkinson et al.，2008）。

碳水化合物限制水平

英国的碳水化合物参考摄入量为每天260 g。这一碳水化合物的摄入量可能超过了一些人的耐受范围，导致高胰岛素血症（高胰岛素水平）和体重增加。地中海饮食方法中，每天饮食中含有多达200 g有益健康的缓释碳水化合物。低碳水化合物饮食每天饮食中碳水化合物的量不到130 g，而极低碳水化合物生酮饮食方法中，每天饮食中碳水化合物的量不到50 g（Feinman et al.，2015）。如果一个人的碳水化合物摄入量超过了他们的个人阈值，这可能会导致高胰岛素血症（图16.3），最终会增加患肥胖症、非酒精性肝病和2型糖尿病的风险（Sevastianova et al.，2012；Chiu et al.，2014；Georgoulis et al.，2014）。

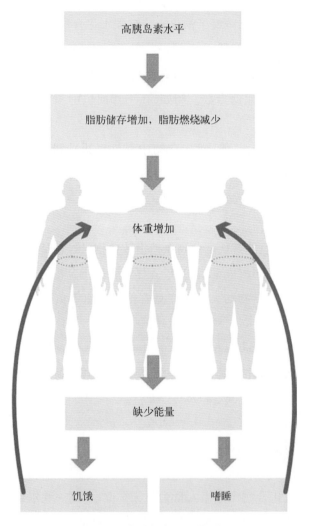

图 16.3　高胰岛素血症的后果

高胰岛素水平,以及由此产生的脂肪,会导致细胞抵抗胰岛素的作用。这种现象被定义为胰岛素抵抗(Henry et al.,1993),胰岛素抵抗的病因学具体见图16.4。这会加剧高胰岛素血症、胰岛素抵抗和无法利用储存的能量的恶性循环,导致个体经历饥饿、嗜睡和潜在的进一步体重增加。

在英国,没有常规检测胰岛素水平的做法,因此,确定是否存在高胰岛素水平和胰岛素抵抗的唯一方法是监测代谢综合征指标(Alberti et al.,2005)。

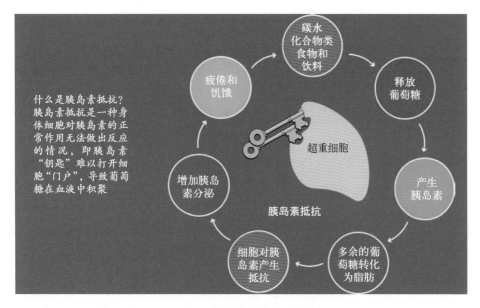

什么是胰岛素抵抗？胰岛素抵抗是一种身体细胞对胰岛素的正常作用无法做出反应的情况，即胰岛素"钥匙"难以打开细胞"门户"，导致葡萄糖在血液中积聚

图 16.4　胰岛素抵抗的病因学

如果 5 项指标中有 3 项或 3 项以上在国际标准分界点之外，那么可以表明该个体正在经历高胰岛素血症（图 16.5）和胰岛素抵抗。碳水化合物的摄入量和摄入食物类型可以改善这些指标。

适量的蛋白质

蛋白质应当构成成年人完整饮食的核心部分。虽然身体的生长发育阶段在生命中仅是一个短暂的部分，但肌肉和骨骼的修复及重塑贯穿人的一生。维持肌肉和骨骼的健康，在衰老过程中变得至关重要，对于保持身体的机动性以及拥有健康且有活力的组织至关紧要。在食物摄入量减少期间，如体重减轻、在疾病恢复期间或者在衰老时期，蛋白质需求量会增加。成年人的蛋白质需求与体重有关。膳食中蛋白质需要量通常以能量摄入量的百分比表示。成年人的参考蛋白质摄入量被设定为每天每千克体重 0.75 g 蛋白质（SACN，2011）。蛋白质需求量经常被认为是能量摄入量的 15%～20%，然而蛋白质需求量实际上在所有能量摄入量下是恒定的。因此，在低热量摄入时，蛋白质需

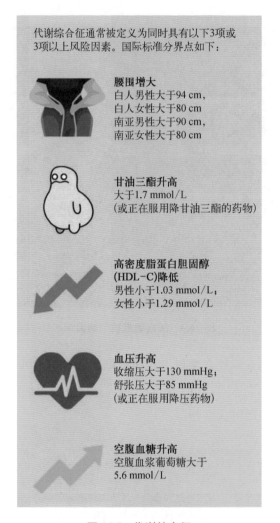

代谢综合征通常被定义为同时具有以下3项或3项以上风险因素。国际标准分界点如下：

腰围增大
白人男性大于94 cm，
白人女性大于80 cm
南亚男性大于90 cm，
南亚女性大于80 cm

甘油三酯升高
大于1.7 mmol/L
（或正在服用降甘油三酯的药物）

**高密度脂蛋白胆固醇
(HDL-C)降低**
男性小于1.03 mmol/L；
女性小于1.29 mmol/L

血压升高
收缩压大于130 mmHg；
舒张压大于85 mmHg
（或正在服用降压药物）

空腹血糖升高
空腹血浆葡萄糖大于
5.6 mmol/L

图 16.5 代谢综合征

求所占总热量的比例会增加；而在高热量摄入时，蛋白质需求占总热量的比例可减少。

蛋白质是每餐良好营养的重要组成部分。体内储存的维生素和矿物质可以满足至少一天的营养需求，但对于蛋白质，人体没有能力储存每天的供应。为了保持成年人健康的肌肉和骨骼，每餐至少应摄入 30 g 蛋白质（Layman，2009）。由于身体在分解代谢状态下，无论是结束隔夜禁食还是间歇性禁食，摄入充足的膳食蛋白质都是很关键的。蛋白质也是调节食欲和每日食物摄入量的关键(Weigle et al., 2005)。

然而,过量摄入蛋白质可能也是有害的,原因有两个:

(1)某些蛋白质可以直接刺激胰岛素的分泌。

(2)多余的蛋白质不能储存,一些蛋白质可能会转化为葡萄糖,进一步刺激胰岛素生成和分泌。

从脂肪到饱腹

脂肪是每一个细胞不可或缺的构建材料,同时也是人类和动物主要的能量储备。脂肪通常以甘油三酯的形式被储存和运输。每个甘油三酯分子由一个甘油分子和三个脂肪酸分子组成。和甘油三酯一样,游离脂肪酸也是构成细胞膜的一部分,是许多生物活性分子的前体,同时也是产生能量的直接底物。

有三种不同类型的脂肪酸: 饱和脂肪酸(saturated fatty acid, SFA)、单不饱和脂肪酸(monounsaturated fatty acid, MUFA)和多不饱和脂肪酸(polyunsaturated fatty acid, PUFA)。不同类型脂肪酸的碳原子之间的双键数量不同(图 16.6)。

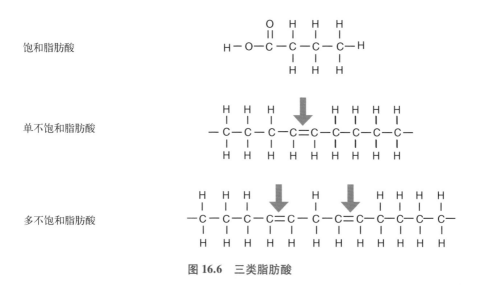

图 16.6 三类脂肪酸

图片来源: X - PERT Health

饱和脂肪酸共有 36 种,链长为 3~38 个碳;单不饱和脂肪酸有 8 种,其单双键数量为 16~24;多不饱和脂肪酸有 10 种,碳链长为 18~22 个碳,具有 2~6 个双键。主要来自动物的饱和脂肪酸只有一个碳碳双键,所有的碳都与尽可能多的氢结合在一起。这些脂肪酸中的碳链是直的,可以紧密地堆积在一起,使得这些脂肪在室温下为固体。而大多数来自植物的油,存在一些碳碳双键,导致分子形状弯曲或"扭曲",被称为不饱和脂肪酸。由于这些扭曲,不饱和脂肪酸不能紧密堆积在一起,使得它们在室温下成为液体。这些双键很容易被氧化,从而导致油品变质。为了控制这种情况,食品制造商有时会使用氢化植物油。氢化是一种化学过程,将氢原子添加到植物油中的可用双键上,将"顺式"双键转化为"反式"双键,从而产生反式脂肪酸(Willett and Ascherio,1994)。

所有脂肪都含有相同的热量(每克 9 卡路里),但它们在体内的作用不同。尽管没有任何食物能完全由单一种类脂肪酸构成,但我们倾向于按照饱和脂肪酸、多不饱和脂肪酸和单不饱和脂肪酸所占比例来对食物进行分类。与普遍认为的相反,猪肉脂肪(猪油)比饱和脂肪酸含有更多的不饱和脂肪酸,而牛肉脂肪(液态)中饱和脂肪酸和不饱和脂肪酸的含量相等。橄榄油虽然被归类为单不饱和脂肪酸,但其含有 14% 的饱和脂肪酸(图 16.7)。

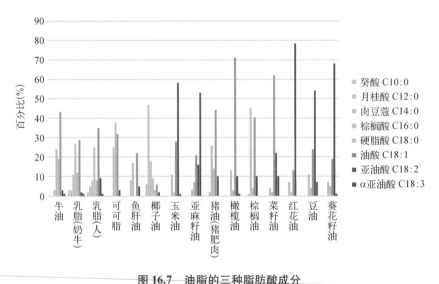

图 16.7 油脂的三种脂肪酸成分

图片来源: X - PERT Health

脂肪酸链中碳原子的数量也很重要。生物体中的大多数脂肪酸含有偶数个碳。脂肪酸链中碳原子数少于六个的脂肪酸统称为短链脂肪酸。碳原子数为 6~12 的脂肪酸称为中链脂肪酸,碳原子数为 14~22 的脂肪酸称为长链脂肪酸,碳原子数在 22 以上的脂肪酸称为超长链脂肪酸。短链和中链脂肪酸作为燃料迅速氧化,而不被用作脂肪储存;长链脂肪酸则更有可能储存在脂肪组织中。

饱和脂肪酸的主要来源包括黄油、酥油、奶油、奶酪和巧克力。富含 ω-6 多不饱和脂肪酸的食物有葵花籽、红花、芝麻、玉米、大豆、亚麻籽等的油,以及标注为"富含高多不饱和脂肪"的油品。油性鱼类(如鲑鱼、鲭鱼和沙丁鱼)、坚果和种子(如核桃、巴西坚果、松子、葵花籽和芝麻)富含 ω-3 多不饱和脂肪酸。单不饱和脂肪酸的主要来源为橄榄油和菜籽油。然而,最好购买特级初榨或冷压的品种,因为标准处理方式是使用热量和溶剂,这样处理可能会破坏油的有益特性。这一点同样适用于由这些油制成的衍生产品。单不饱和脂肪酸也存在于花生油、黄油和猪油中,以及花生、杏仁、腰果、巴西坚果等坚果油中。相较于多不饱和脂肪酸,单不饱和脂肪酸在体内更加稳定,因为多不饱和脂肪酸更容易氧化。氧化反应会产生自由基,从而导致细胞损伤,增加心脏病和癌症的患病风险。

膳食脂肪(甘油三酯)无法被人体细胞直接吸收,必须首先经过一系列脂肪酶参与的过程来进行分解。膳食脂肪主要通过一种被称为乳糜微粒的蛋白质转运体进行运输。

没有证据表明减少或修改脂肪饮食在预防心脏病方面有有益效果(Harcombe et al., 2016)。建议摄入更多 ω-6 多不饱和脂肪酸以替代饱和脂肪酸,这样降低心脏病患病风险,但这种建议并没有确凿的证据支持。有研究表明,饱和脂肪酸,尤其是乳制品和椰油中的饱和脂肪酸,可能会对健康产生积极影响(Khaw et al., 2018;Forouhi et al., 2014;Gao et al., 2013)。关于 ω-6 多不饱和脂肪酸,有越来越多的证据显示其可能促进炎症并加重多种疾病,而 ω-3 多不饱和脂肪酸则似乎能够抵消这些不利影响(Ramsden et al., 2010)。用碳水化合物替代饱和脂肪酸的饮食方法可导致肥胖及其相关并发症的发病率增加(Dehghan et al., 2017;Grasgruber et al., 2016)。过去与饱和脂肪酸相关联的不良健康反应很可能受到其他因素的影响,因此有必要重新审视现有的饮食建议,特别是那些主要关注于减少饮食中饱和脂肪含量的建议。

在限制碳水化合物摄入量并适度摄取蛋白质的情况下,膳食中提供的或从体内脂肪储存中利用的脂肪便成为主要的能量来源。对于那些以保持体重为目标的个体来说,若采用低碳水化合物高脂肪的饮食策略,他们需要增加膳食中的脂肪摄入。而需要减重的人则希望利用体内储存的脂肪提供能量。建议选择经过最少加工的食材以获取膳食脂肪,如特级初榨橄榄油、冷榨菜籽油、椰子油、鳄梨、鸡蛋、黄油、猪油、淡奶油和牛油。

进食频率

英国的饮食文化已经由以一日三餐为主且不常吃零食转变为全天少量多次进食正餐。进食频率的增加以及大量快速释放葡萄糖的碳水化合物的摄入可能会导致血糖和胰岛素水平的反复飙升。此外,胰岛素水平应该在两餐之间有机会恢复到空腹状态下的水平。

更长时间的隔夜禁食和减少进食频率有益于健康。将进食频率减至一日三餐或更少有助于降低胰岛素水平和胰岛素抵抗(Hankey et al., 2015; Davis et al., 2016; Kahleova et al., 2017)(图 16.8)。

同样,在较短的时间内(6 h 与 12 h)摄入等量的食物也经过研究证明有助于胰岛素的调节和敏感性(Sutton et al., 2018)。

总　结

采用低热量、低脂肪的饮食仍可能导致摄入的碳水化合物超出个人的阈值,因此引发高胰岛素水平,促进脂肪生成(脂肪储存)并抑制脂肪分解(脂肪利用)。这种状态可以被描述为在食物供应充足的情况下,若仍然感到饥饿则是体内多余的能量以脂肪的形式储存,其无法作为能量来源。由于卡路里消耗受到限制,身体无法获得足够的能量供应。于是,身体会进行调整,进入饮

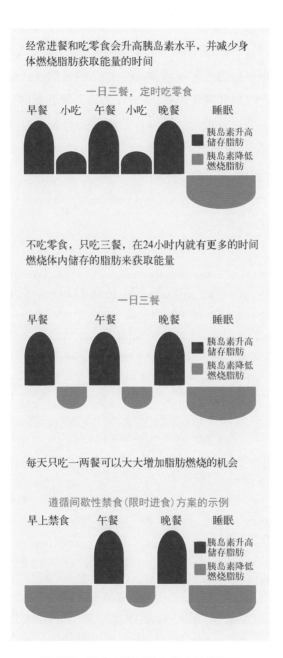

图 16.8　进食频率对胰岛素水平的影响

资料来源：X‑PERT Health

食饥饿模式,降低基础代谢率,以保存能量。因此,尽管低热量饮食在短期内可能会取得成功,但最终体重减轻会停滞,体重反弹会频繁发生。"少吃多动"的观念很可能难以带来持久的减重效果。要认识到肥胖症是一种激素状态,考虑到摄入的食物类型和进食频率,将治疗的重点放在肥胖症的根本原因上,即高胰岛素血症和胰岛素抵抗。通过控制碳水化合物的摄入以维持耐受性,并适度摄入蛋白质,身体将能够消耗脂肪(包括饮食和储存的脂肪),从而持续减脂、保持基础代谢率,并改善健康状况。

参考文献

Alberti KG, Zimmet P, Shaw J. The metabolic syndrome — a new worldwide definition. Lancet. 2005; 366(9491): 1059 − 62. https://doi.org/10.1016/s0140-6736(05)67402-8.

Atkinson FS, Foster-Powell K, Brand-Miller JC. International tables of glycemic index and glycemic load values: 2008. Diabetes Care. 2008; 31 https://doi.org/10.2337/dc08-1239.

Cameron JD, Goldfield GS, Riou M-È, et al. Energy depletion by diet or aerobic exercise alone: impact of energy deficit modality on appetite parameters. Am J Clin Nutr. 2016; https://doi.org/10.3945/ajcn.115.115584.

Chiu S, Sievenpiper JL, de Souza RJ, et al. Effect of fructose on markers of non-alcoholic fatty liver disease (NAFLD): a systematic review and meta-analysis of controlled feeding trials. Eur J Clin Nutr2014; 68 (4): 416 − 423. doi: https://doi.org/10.1038/ejcn.2014.8 [published Online First: 2014/02/27]

Choi SM, Tucker DF, Gross DN, et al. Insulin regulates adipocyte lipolysis via an akt-independent signaling pathway. Mol Cell Biol. 2010; 30(21): 5009 − 20. https://doi.org/10.1128/MCB.00797-10.

Davis CS, Clarke RE, Coulter SN, et al. Intermittent energy restriction and weight loss: a system-atic review. Eur J Clin Nutr. 2016; 70(3): 292 − 9. https://doi.org/10.1038/ejcn.2015.195.

Dehghan M, Mente A, Zhang X, et al. Associations of fats and carbohydrate intake with cardiovascular disease and mortality in 18 countries from five continents (PURE): a prospective cohort study. The Lancet. 2017; 390 (10107): 2050 − 62. https://doi.org/10.1016/S0140-6736(17)32252-3.

Feinman RD, Pogozelski WK, Astrup A, et al. Dietary carbohydrate restriction as the first approach in diabetes management: critical review and evidence base. Nutrition 2015; 31

（1）：1 – 13. doi：https://doi.org/10.1016/j.nut.2014.06.011 ［published Online First：2014/10/08］

Forouhi NG, Koulman A, Sharp SJ, et al. Differences in the prospective association between individual plasma phospholipid saturated fatty acids and incident type 2 diabetes: the EPIC-InterAct case-cohort study. Lancet Diabetes Endocrinol. 2014; 2(10): 810 – 8. https://doi.org/10.1016/S2213-8587(14)70146-9.

Fothergill E, Guo J, Howard L, et al. Persistent metabolic adaptation 6 years after "The Biggest Loser" competition. Obesity2016: n/a-n/a. doi: https://doi.org/10.1002/oby.21538

Gao D, Ning N, Wang C, et al. Dairy products consumption and risk of type 2 diabetes: systematic review anddose-response meta-analysis. PLoS One. 2013; 8(9): e73965. https://doi.org/10.1371/journal.pone.0073965.

Georgoulis M, Kontogianni MD, Tileli N, et al. The impact of cereal grain consumption on the development and severity of non-alcoholic fatty liver disease. Eur J Nutr. 2014; 53(8): 1727 – 35. https://doi.org/10.1007/s00394-014-0679-y.

Grasgruber P, Sebera M, Hrazdira E, et al. Food consumption and the actual statistics of cardiovas-cular diseases: an epidemiological comparison of 42 European countries. 2016; 60 https://doi.org/10.3402/fnr.v60.31694.

Hankey C, Klukowska D, Lean M. A systematic review of the literature on intermittent fast-ing for weight management. FASEB J. 2015; 29(1 Supplement) https://doi.org/10.1096/fasebj.29.1_supplement.117.4.

Harcombe Z, Baker JS, DiNicolantonio JJ, et al. Evidence from randomised controlled trials does not support current dietary fat guidelines: a systematic review and meta-analysis. Open Heart. 2016; 3(2). https://doi.org/10.1136/openhrt-2016-000409.

Henry RR, Gumbiner B, Ditzler T, et al. Intensive conventional insulin therapy for type ii diabetes: metabolic effects during a 6-mo outpatient trial. Diabetes Care. 1993; 16(1): 21 – 31. https://doi.org/10.2337/diacare.16.1.21.

Institute of Medicine of the National Academies. Dietary reference intakes for energy, car-bohydrate, fiber, fat, fatty acids, cholesterol, protein, and amino acids (macronutrients). In: Academies IoMotN. Washington, DC: National Academy Press; 2005.

Jensen T, Abdelmalek MF, Sullivan S, et al. Fructose and sugar: a major mediator of nonalcoholic fatty liver disease. J Hepatol. 2018; https://doi.org/10.1016/j.jhep.2018.01.019.

Kahleova H, Lloren JI, Mashchak A, et al. Meal frequency and timing are associated with changes in body mass index in adventist health study 2. J Nutr2017 doi: https://doi.org/10.3945/jn.116.244749 ［published Online First: 2017/07/14］

Kersten S. Mechanisms of nutritional and hormonal regulation of lipogenesis. EMBO Rep. 2001; 2

（4）：282 – 6. https://doi.org/10.1093/embo-reports/kve071.

Khaw K-T, Sharp SJ, Finikarides L, et al. Randomised trial of coconut oil, olive oil or butter on blood lipids and other cardiovascular risk factors in healthy men and women. BMJ Open. 2018；8（3）. https://doi.org/10.1136/bmjopen-2017-020167.

Layman D. Dietary guidelines should reflect new understandings about adult protein needs. Nutr Metab（Lond）. 2009；6：12. Ludwig DS, Ebbeling CB. The carbohydrate-insulin model of obesity. JAMA Intern Med. 2018；https://doi.org/10.1001/jamainternmed.2018.2933.

Malhotra A, Noakes T, Phinney S. It is time to bust the myth of physical inactivity and obesity：you cannot outrun a bad diet. Br J Sports Med 2015；pii：bjsports-2015-094911. doi：10.1136/bjsports-2015-094911. https://doi.org/10.1136/bjsports-2015-094911OECD. Health at a glance. 2017.

Ramsden CE, Hibbeln JR, Majchrzak SF, et al. N-6 fatty acid-specific and mixed polyunsaturate dietary interventions have different effects on CHD risk：a meta-analysis of randomised con-trolled trials. Br J Nutr. 2010；104（11）：1586 – 600. https://doi.org/10.1017/s0007114510004010.

SACN. The Scientific Advisory Committee on Nutrition report on the DRVs for energy. https://www.gov.uk/govuk/government/publications/sacn-dietary-reference-values-for-energy, 2011

Schulze MB, Liu S, Rimm EB, et al. Glycemic Index, glycemic load, and dietary fiber intake and incidence of type 2 diabetes in younger and middle-aged women. Am J Clin Nutr. 2004；80：348 – 56.

Sevastianova K, Santos A, Kotronen A, et al. Effect of short-term carbohydrate overfeeding and long-term weight loss on liver fat in overweight humans. Am J Clin Nutr. 2012；96（4）：727 – 34. https://doi.org/10.3945/ajcn.112.038695.

Sutton EF, Beyl R, Early KS, et al. Early time-restricted feeding improves insulin sensitivity, blood pressure, and oxidative stress even without weight loss in men with prediabetes. Cell Metab2018 doi：https://doi.org/10.1016/j.cmet.2018.04.010［published Online First：2018/05/15］

Taubes G. The science of obesity：what do we really know about what makes us fat? An essay by Gary Taubes. BMJ2013；346：f1050. doi：10.1136/bmj.f1050［published Online First：2013/04/19］

Thomas DEE. Low glycaemic index, or low glycaemic load, diets for diabetes mellitus. Cochrane Database Syst Rev. 2009；2009（1）：CD006296.

Volek JS, Volk BM, Phinney SD. The twisted tale of saturated fat. Lipid Technol. 2012；24（5）：106 – 7. https://doi.org/10.1002/lite.201200189.

Volk BM, Kunces LJ, Freidenreich DJ, et al. Effects of step-wise increases in dietary carbohydrate on circulating saturated fatty acids and palmitoleic acid in adults with metabolic syndrome. PLoS One. 2014；9（11）：e113605. https://doi.org/10.1371/journal.

pone.0113605.

Wang YC, McPherson K, Marsh T, et al. Health and economic burden of the projected obesity trends in the USA and the UK. The Lancet. 2011; 378(9793): 815 - 25. https://doi.org/10.1016/s0140-6736(11)60814-3.

Webster CC, Noakes TD, Chacko SK, et al. Gluconeogenesis during endurance exercise in cyclists habituated to a long-term low carbohydrate high-fat diet. J Physiol. 2016; 594(15): 4389 - 405. https://doi.org/10.1113/JP271934.

Weigle DS, Breen PA, Matthys CC, et al. A high-protein diet induces sustained reductions in appetite, ad libitum caloric intake, and body weight despite compensatory changes in diurnal plasma leptin and ghrelin concentrations. Am J Clin Nutr. 2005; 82: 41 - 8.

Willett WC, Ascherio A. Trans fatty acids: are the effects only marginal? Am J Public Health. 1994; 84(5): 722 - 4.

17. 卢顿和邓斯特布尔医院的肥胖症服务：概述

苏·沃尔什(Sue Walsh)

卢顿和邓斯特布尔医院有一个肥胖研究中心，其多学科团队为英格兰东部(包括贝德福德郡、赫特福德郡、白金汉郡、埃塞克斯郡、诺福克市、萨福克郡和北安普敦郡)的患者提供体重管理计划(第三级服务)和减重手术(第四级服务)。

多学科团队包括医师、专科护士、专业营养师、心理师等，提供营养指导、饮食咨询、深入医学评估、心理评估和定期专家支持。

患者确实需要满足特定的标准才能获得这项服务，这是由当地的临床委托小组确定的。然而，大多数临床委托小组使用以下两个准入标准。

(1) BMI 大于 $40\ kg/m^2$。

(2) BMI 大于 $35\ kg/m^2$，并有下列并发症之一：2 型糖尿病、高血压、心血管疾病、阻塞性睡眠呼吸暂停、骨关节炎。

符合条件并寻求医疗干预的患者将在第三级服务中获得为期 12 个月的计划，而那些寻求手术干预的患者则需要在第三级服务中至少完成 12~24 个月的计划，才能进入第四级服务进行减重手术评估。根据患者所在地区，可能需要预先获得当地临床委托小组(临床委员会集团)的资金批准，以便能够获得第三级和第四级服务。

在成功完成第三级服务后(可在卢顿和邓斯特布尔医院或其他经认可的提供者处完成)，患者有资格进入第四级服务(如果需要此服务，需要事先获得临床委托小组的批准)，以进一步考虑进行减重手术。患者将接受全面评估，以确定他们是否适合手术，卢顿和邓斯特布尔医院目前向患者提供以下手术选择。

(1) Roux-en-Y 胃旁路术和 Loop Gastric Bypass 胃旁路术：平均可以减少70%的超重体重。

（2）袖状胃切除术：平均可以减少60%的超重体重。

（3）腹腔镜胃捆扎术：平均可以减少40%的超重体重。

（4）十二指肠切断术（作为两阶段手术的一部分，仅适用于适当的患者）：平均可以减少80%的超重体重。

卢顿和邓斯特布尔医院提供全面的后续护理服务，患者在手术后的两年内将定期接受检查。随后，他们将被转诊回当地的第三级服务机构，以继续获得建议和支持。此外，卢顿和邓斯特布尔医院还提供24 h 紧急减重团队服务。

第五部分

手术路径的重要性

18. 肥胖症管理：启用的标准

宾度·乔夫（Bindu Jophy）

引 言

卢顿和邓斯特布尔医院拥有卓越的肥胖研究中心，为英格兰东部地区的患者提供医疗和外科手术计划。自 2001 年以来，该中心已成为英国最大且最全面的减重服务机构之一。

肥胖是全球重要的公共卫生问题，而英国则是欧洲肥胖率增长最快的国家之一。肥胖症与 2 型糖尿病、高血压、高血脂等严重慢性疾病密切相关，也是导致心血管疾病的主要危险因素之一。此外，肥胖症还与癌症、残疾、肝病、精神和心理健康障碍、生活质量下降以及过早死亡等问题相关。肥胖症和体重管理对于 NHS 的财政以及患者的生活质量都构成了巨大的风险。

英格兰健康调查对 16 岁及以上的成年人进行了代表性样本测量，以评估该国的肥胖水平。根据 2016 年的调查结果，英格兰成年人中有 26.2% 属于肥胖人群，35.2% 属于超重人群，总体上有 61.4% 的人处于超重或肥胖状态。在肥胖的成年人中，只有约 1/10 属于病态肥胖，占所有成年人的 2.9%。男性比女性更容易超重或肥胖，男性超重或肥胖的比例为 65.7%，而女性为 57.1%。

广泛使用的衡量肥胖的指标是 BMI，即体重除以身高的平方（单位：kg/m^2）。如果一个人的 BMI 为 30 或更高，则被分类为肥胖；BMI 为 40 或更高通常被称为病态肥胖症。完整的 BMI 分级标准如下：

BMI 分级标准

偏瘦：$<18.5 \ kg/m^2$。

正常：$18.5 \sim 24.9 \ kg/m^2$。

超重：25.0~29.9 kg/m²。

肥胖：Ⅰ级 30.0~34.9 kg/m²。

　　　Ⅱ级 35.0~39.9 kg/m²。

　　　Ⅲ级 40.0+ kg/m²。

根据 NHS 的定义，将那些 BMI 达到 40 kg/m² 或以上的患者，或者 BMI 达到 35 kg/m² 或以上且伴有合并症（如 2 型糖尿病和高血压）的患者，归类为"可能危及生命的肥胖症"。

对于可能危及生命的肥胖症，减重手术被认为是最为有效的治疗方法。该方法已被证明既有效、安全，又具有成本效益。研究显示，减重手术对于 2 型糖尿病患者具有显著疗效，可降低合并症和死亡率（手术后进入缓解期的患者应继续在医院随访，如进行糖尿病视网膜筛查，以持续受益）。根据英国 NICE 的指南 CG 189（NICE CG 189），对于患有严重肥胖症的成年人，考虑进行减重手术时需要满足以下条件：患者最近已经完全参与过结构化的专业减重计划，已连续尝试所有适当的非侵入性措施并持续了足够长的时间，但未能达到并维持患者临床需要的体重显著减轻的效果。目前标准的减重手术包括胃束带术、胃旁路术、袖状胃切除术、胆胰分流术和修正手术，这些手术主要通过腹腔镜进行。

根据 2013 ~ 2016 年英国国家减重手术登记（National Bariatric Surgery Register，NBSR）报告显示，减重手术能够帮助严重肥胖症患者在一年内减轻多达 25% ~ 35% 的体重。该报告包括了 20 534 例首次手术和 2 098 例修正/二期手术的数据，所有手术的平均住院时间为 2.6 天。然而，根据卢顿和邓斯特布尔医院的增强恢复计划（2017 年）所收集的数据，所有手术的平均住院时间能够控制在 1 天。

实施标准

自 2016 年 4 月 1 日起，英国 NHS 将成人严重和复杂肥胖手术服务的责任转移给临床委托小组。所有个人都必须参加并遵守当地的第三级服务，然后才能考虑获得第四级服务，第四级服务包括基于医院的专科护理、减重手术、肥胖医学多学科团队、专科体重管理计划、术后和年度随访。需要注意的是，第四级服务不仅包括减重手术，还包括减重药物治疗服务。第四级服务将提供比第三级服务更为专业和细致的投入。根据新指南，在完成当地或卢顿和邓斯特布尔医院提供的第三级服务后，患者可以被转诊到第四级服务机构，后者将根据每个临床委托小组的标准进行评估，在适当情况下申请资助。然而，目前临床委托小组之间的委托标准和推荐流程缺乏一致性。这导致外科医师和医院对患者是否经过正确的护理路径以及是否可以进行手术产生了困惑。

资格标准

减重手术应当被视为病态肥胖症的一种治疗选择。根据 NICE 的指南 CG 189，减重手术将提供给以下成年人：BMI 为 40 kg/m^2 或以上，或在 35 kg/m^2 以上有并发症（如 2 型糖尿病和高血压）。然而，具体标准由各个临床委托小组制定，可能会高于指南的建议标准。

在进行减重手术之前，必须有由多学科团队主导的正规流程来筛查合并症和检测其他重大疾病。这包括评估疾病状况、风险因素、严重性/复杂性、风险分层评分以及适当的专家转诊，如睡眠状态监测、超声心动图等。这些医疗评估和优化在进入手术路径之前是强制性的。在卢顿和邓斯特布尔医院，首次第四级服务诊疗预约将由专科护士和减重代谢外科医师完成，共同讨论理想的治疗方案。随后，患者将接受专业的肥胖医学多学科团队评估，该团队由营养师、临床护理专家、心理师、专业麻醉师和减重代谢外科医师组成。多学科团队将根据患者的个人需求和临床情况共同确定下一步的治疗计划。

在被转诊至第四级服务之前，患者应当完成当地专家制定的 12～24 个月的体重管理计划。对于 BMI > 50 kg/m^2 的患者，这段时间可能还包括减重手术前的稳定期和评估期（至少需要 6 个月）。

在医疗团队中，存在着不同的多学科团队模式。其关键特点包括多学科团队的协同合作、结构化和组织化的方法及专业领导。在评估过程中，多学科团队会全面考虑所有适用的非侵入性选择，并且会对患者的关注点和目标重点进行核实。此外，除了提供全面的护理计划，我们还会根据实际情况选择并转诊合适的患者,以进一步考虑该患者是否适合进行减重手术。复杂病例管理和手术转诊的多学科团队评估流程和转诊必须正式化。同时,必须保留记录并进行服务审计。

无论之前是否获得了资金批准,决定是否需要进行手术的最终裁定应该由专科医院的肥胖医学多学科团队做出。对于所有被列为减重手术候选人的患者,减重手术多学科团队将基于患者的临床评估结果以及基础医疗保健和第三级服务提供的信息进行个体化的风险和收益评估。在医疗第三级服务与第四级服务减重手术多学科团队之间,需要保持紧密的联系(甚至可能存在人员的交叉重叠)。减重手术多学科团队将负责术前评估、手术和围手术期的管理,以及术后和长期随访的各个环节,如果这些服务是在专科医疗服务中提供的,那么费用将由临床委托小组提供支持。

在第四级服务途径中,减重手术团队要注意到以下几个重要点。

(1)减重手术符合相关的指南和规范。

(2)患者不存在特定手术方式的临床或心理禁忌证。

(3)患者已经在最佳时机内参与了第三级医疗服务。

(4)麻醉和其他围手术期风险已经适当地降到了最低。

(5)患者已经接受了适当的支持或教育团体/计划,已充分了解外科手术的预期益处和风险。

手术提供者将会制订强有力的计划,这将包括设备齐全的急救室,并确保手术后的随访和接待、评估术后并发症以及外科医师的紧急处理。对于因减重手术可能出现的并发症而前往基础医疗保健机构的患者,在紧急情况下应该被转诊到专科中心,而不是转诊到设备或培训可能不足的当地区域综合医院。此外,手术提供者还应提供一个联系方式,以提供相关建议。

手术提供者应在术后的前两年内做好结构化、系统化和基于团队的随访。两年后,年度监测将由第三级服务机构或全科医师进行。同时,也应提倡终身的专科随访。虽然随访通常由第四级服务主导,但是会依据正式的共享护理安排,与初级医疗保健机构和特定提供者及医务人员共同承担责任。这种方法将监测体重减轻和合并症的治疗效果,并发症的发展情况,铁、维生素 D/钙和维生素 B_{12} 补充剂的依从性,以及识别单一和复合的微量营养素缺乏,从而进行适当的实验室检测以进行确认。此外，还将提供心理辅导、合并症管理、饮食和生活方式建议，并与家庭医师进行联系，这些都是随访过程中的额外工作。

对于治疗病态肥胖症，减重手术是一种越来越普及的干预手段。然而，手术干预并不能解决问题的全部，对于受过充分知情和教育的患者来说，适当的临床选择至关重要。同样重要的是，确保在患者的减重过程中，手术不会过早进行。减重手术只是多模式终身治疗路径的一个组成部分。医学和心理学评估对于实现和维持减重手术的效果同样至关重要。

参考文献

Carl B. Obesity statistics. 2018. http：//researchbriefngs.fles.parliament.uk/documents/SN03336/SN03336（accessed20 July2015）.

PNHS England. Appendix 7 guidance for clinical commissioning：groups：clinical guidance for surgery for severe and complex obesity. 2016. https：//www.england.nhs.uk/wp-content/uploads/.../appndx-7-obesity-surgery-guide（accessed20 July2015）.

NICE. Obesity：identifcation, assessment and management. 2014. https：//www.nice.org.uk/guidance/cg189（accessed20 July2015）.

Royal College of Surgeons. Patient access to bariatric surgery. 2017. www.bomss.org.uk/wpcontent/uploads/.../RCS-and-BOMSS-Bariatric-report（accessed20 July2015）.

19. 肥胖症外科营养师组

托马斯·查普曼 (Thomas Chapman)

在考虑对肥胖症进行第四级服务之前,首先必须将其视为一种需要治疗的疾病。近年来,关于肥胖是否应被视为一种慢性疾病,以及它是否涵盖了生理、心理、社会等多种因素的争论仍然很多。然而,毫无疑问的是,根据巴特兰德等的前瞻性报告(Butland et al., 2007),肥胖已成为这个时代最大的健康问题。该报告预测到 2025 年,将有 40% 的人口患肥胖症,而到 2050 年,这一比例将增至 50%,预计英国 NHS 的医疗成本将达到 100 亿英镑,整体经济成本将高达 499 亿英镑。

在为个体提供减重手术前后的专业治疗中,营养师必须认识到肥胖是一种疾病,而不仅仅是一种选择生活方式而产生的结果。营养师需要适当地管理肥胖症,以帮助患者在饮食和生活方式方面做出适当的改变,获得最佳的健康效益。

现在,包括美国医学协会和世界卫生组织在内的许多组织都将肥胖视为一种疾病。然而,此观点仍存在争议。提出这一争议的两个主要理由是:① 肥胖是个体自身选择的结果;② 将肥胖视为疾病可能会减少患者在减重和改善健康方面的个人责任。

第一个论点从根本上依赖于这样一个概念,即肥胖的人对自己的肥胖负有全部责任。人们常说,肥胖的人很懒,瘦下来只需要少吃多运动,社会为他们的错误选择买单是不公平的。然而,不良生活方式已经被认为是许多其他疾病的主要原因,包括心脏病、肝病、糖尿病甚至许多癌症。我们似乎没有有效的论据去反对将这些情况归类为严重的、真正的疾病,甚至不应该对肥胖症患者进行治疗,尽管他们的选择在很大程度上就是罪魁祸首。

肥胖的原因很复杂,人们开始认识到环境、遗传和心理因素之间的关键相互作用,这些因素导致一些人变得肥胖,而另一些人则保持健康体重。有一些已知变量会导致个体变得肥胖。肥胖与精神疾病之间的相关性已得到充分证明，这些精神疾病包括暴食症、抑郁症（Annagur，2015）和人格障碍（Johnson et al.，2006；Chen et al.，2015；Carpinello et al.，2009；Sansome et al.，2008）。越来越多的证据表明，肠道激素会影响大脑，这可能是暴饮暴食和肥胖的重要驱动因素（Jerlhag et al.，2006；Jerlhag et al.，2007；Dickson et al.，2012；Richards et al.，2015）。遗传因素可能是肥胖的主要原因，但鉴于人的遗传组合并没有随着肥胖程度的增加而改变，因此，表观遗传因素可能更重要，或者仅凭遗传倾向不足以导致肥胖。除了这些不太明显的潜在原因外，在临床背景下仍必须考虑明显的致肥胖因素、社会和环境变化，这些因素使人们体重容易增加。换句话说，如果患者表现出心理、遗传、表观遗传或神经内分泌原因，"少吃多做"的建议仍然有效，但只是作为整体管理的一小部分。目前，我们可轻而易举地获得高热量食品和节省劳动力的技术，这些技术已经取得了显著的进步，使能量平衡受到破坏性影响，现在这种平衡的说法已经日益过时。

将肥胖归类为一种疾病会引发人们对自身健康责任论的论点提出根本性的疑问。针对其他疾病，如慢性阻塞性肺疾病、心脏病和睡眠呼吸暂停，这些疾病的病因中，生活方式占重要位置，人们普遍都在努力改善自己的健康；相反，我们的目标是通过利用药物、技术或手术等手段，积极赋予和鼓励个人来管理自身状况，肥胖也不例外。此外，肥胖对很多人来说是一种沉重负担，严重影响他们的日常生活。如果将肥胖视为一种疾病，而不是将其归因于缺乏意志力、暴饮暴食或懒惰，人们似乎更愿意接受治疗，并积极努力改善自身健康状况。

鉴于肥胖症的病因复杂，将其单纯地视为个人行为所致是不公平的。如果我们愿意对那些已知的受生活方式选择影响的其他疾病进行分类和治疗，那么认为不应将肥胖归类为疾病或不应对其进行治疗也是不公平的。在明确这一点后，我们需要将肥胖作为疾病进行评估、诊断和治疗，同时借助政府、学校和产业界的力量来改变社会环境，以在未来预防肥胖。

那些有意向治疗肥胖症的临床医师，面临的一个重要问题是，应该采取哪些治疗方案？作为临床医师，我们可能会首先考虑减重手术这一选项，尽管这可能与直觉相悖。通常,营养师强调将改善饮食和生活方式作为对肥胖症的核心治疗方法。然而,正如前瞻试验[①](West et al., 2006)所证实的,高质量的饮食和生活方式干预并不是对所有患者都有效。不幸的是,尽管采取了高质量的饮食和生活方式干预措施,许多患者仍未能实现明显的体重减轻,且普遍存在体重反弹现象,退出率也较高。

显然,除了饮食和生活方式干预外,我们还需要其他治疗方法,以帮助那些未能从初始治疗中获益或需要更多减重的患者。

其他治疗方法包括药物治疗。然而,目前在英国我们的选择相当有限,仅有奥利司他可以在 NHS 中获得。尽管奥利司他被认为是一种有效的治疗药物,但患者通常对其耐受性较低,可能难以在使用该药物时做出必要的饮食改变。市场上还有其他选择,如利拉鲁肽或复方制剂盐酸纳曲酮与盐酸安非他酮缓释剂,但它们对于无法支付私人处方费用的 NHS 患者来说并不适用。即使在饮食和生活方式干预的同时进行药物治疗,许多患者仍然无法减轻足够的体重以对他们的疾病产生显著影响。这正是考虑手术干预的原因。

所有这些方案对于治疗肥胖症都是有用且适当的。我们不能假设在一个治疗方法失败后,另一个治疗方法就不会有不同的效果。与许多现有的疾病状态一样,我们无法预测哪些患者会从中受益,哪种治疗方法会对哪些患者有效。因此,我们应该从最不具侵入性的治疗方法开始,随着时间的推移,逐步转向更具侵入性的治疗方法。我们不应该仅仅因为患者没有接受手术治疗,就在他们接受更具侵入性的治疗方法时设置障碍。

目前,减重手术被认为是治疗肥胖症的最佳方法,通常可以使人减掉 70% 左右的多余体重。减重手术后的身体变化使患者更容易坚持长期减重所需的饮食和生活方式的改变。

减重手术涉及以下四个时期实践:① 术前患者评估;② 术前饮食;③ 术后饮食以及长期营养物质补充;④ 生化、营养监测。

术前患者评估是减重手术过程中的重要一环。作为减重多学科团队治疗

---

① 译者注:前瞻试验的全称是"糖尿病健康行动"(Action for Health in Diabetes),由美国国家糖尿病和消化肾脏疾病研究所资助,于 2001 年启动。这是一项为期多年的多中心大规模研究,旨在探讨体重管理对于 2 型糖尿病患者心血管疾病发展的影响。

的一部分,患者在手术前会进行营养咨询。营养师会对患者的营养状况进行评估,并在手术前纠正任何可能存在的不足。此外,营养师还会与多学科团队的其他成员一起评估患者是否有能力在手术后进行适当的生活方式的改变。这一点至关重要,因为如果患者无法做出改变,则这类患者手术成功的可能性会较低。术前患者评估方法有多种,但其中一个预测因素可能是他们过去是否尝试过改变生活方式,即使这些尝试没有成功。

术前饮食也是至关重要的。许多肥胖症患者的肝脏会增大,位于胃的前部,这给外科医师带来了挑战,因为增大的肝脏可能会妨碍腹腔镜器械到达胃。因此,肝脏必须在术前通过减少糖原储存来减小体积,从而降低其中储存的水分。这通常通过严格遵循低碳水化合物饮食或低热量流质饮食来实现。

术后饮食以及长期营养物质补充方面,减重手术后患者需要遵循重新制定的食谱,以帮助他们逐渐适应正常质地的饮食。关于最佳饮食恢复方法存在多种观点,以胃旁路术或袖状胃切除术为例,以下是术后饮食恢复计划。

第 1 天:清流质饮食。

第 1~2 周:仅限流质饮食。

第 3~8 周:果泥/软泥状软食。

第 9~10 周①:普通质地的食物。

如果患者接受了胃旁路术或袖状胃切除术,在术后重新开始正常质地的饮食时,他们需要养成一日三餐的饮食习惯。此外,他们可以在餐间吃 1~2 次零食,餐盘的直径最好控制在 7 英寸。值得注意的是,胃束带术后的患者食量通常会增加。他们的饮食目标应当包括每餐大约一半是蛋白质食物,如肉类、鱼类、蛋类、奶制品、坚果、豆类或植物性蛋白替代品。由于患者只能摄入有限的食物量,选择高营养价值的食物非常重要。此外,他们还应遵循英国肥胖和代谢外科学会提供的适当的饮食补充方案(O'Kane et al., 2014)。

减重手术后定期进行生化和营养监测也是相当重要。在卢顿和邓斯特布尔医院,患者会在手术后的 6 周、3 个月、6 个月、1 年及随后的每年复诊。营养师或其他经过适当培训的专业人员应检查患者是否坚持适当的饮食补充方

---

① 译者注:原书为"Week 8–10"。

案。此外,营养指南(O'Kane et al., 2014)还明确了适当的术后生化监测。监测患者的生化指标并纠正任何缺陷都是十分重要的。

参考文献

Annagur B. The effects of depression and impulsivity on obesity and binge eating disorder. Bull Clin Psychopharmacol. 2015; 25(2): 162 - 70.

Butland B, Jebb S, Koleman P, McPherson K, Thomas S, Mardell J, Parry V. Forsight tackling obesitys future choices - project report. London: Government Office for Science; 2007.

Carpinello B, Pinna F, Pillai G, Nonnoi V, Pisano E, Corrias S, Orru M, Orru W, Velluzzi F, Loviselli A. Obesity and psychopathology. A study of psychiatric comorbidity among patients attending a specialist obesity unit. Epidemiol Psychiat Sci. 2009; 18(2): 119 - 27.

Chen L, Huang Y, Kasen S, Skodol A, Cohen P, Chen H. Impact of adolescent personality disorders on obesity 17 years later. Psychosomatic Med. 2015; 77: 921 - 6. https://doi.org/10.1097/psy.0000000000000228.

Dickson SL, Shirazi RH, Hansson C, Bergquist F, Nissbrandt H, Skibcka KP. The Glucoagon-Like Peptide 1 (GLP - 1) analogue, Exendin - 4, decreases the rewarding value of food: a new role for Mesolimbic GLP - 1 receptors. J Neurosci. 2012; 32: 4812 - 20.

Jerlhag E, Egecioglu E, Dickson SL, Anderson M, Svensson L, Engel JA. Ghrelin stimulates locomotor activity and accumbal dopamine-overflow via central cholinergic systems in mice: implications for its involvement in brain reward. Addict Biol. 2006; 11: 45 - 54.

Jerlhag E, Egecioglu E, Dickson SL, Douhan A, Svensson L, Engel JA. Ghrelin Administration into tegmental areas stimulates locomotor activity and increases extracellular concentration of dopamine in the nucleus accumbens. Addict Biol. 2007; 12: 6 - 16.

Johnson JG, Cohen P, Kasen S, Brook JS. Personality disorder traits evident by early adulthood and risk for eating and weight problems during middle adulthood. Int J Eating Disorders. 2006; 39: 184 - 92. https://doi.org/10.1002/eat.20223.

O'Kane M, Pinkney J, Aasheim ET, Barth JH, Batterham RL, Welbourn R. BOMSS Guidelines on perioperative and postoperative biochemical monitoring and micronutrient replacement for patients undergoing bariatric surgery. BOMSS. 2014.

Richard JE, Anderberg RH, Goteson A, Gribble FM, Reimann F, Skibicka KP. Activation of the GLP - 1 receptors in the nucleus of the solitary tract reduces food reward behaviour and targets the Mesolimbic system. PLoS One. 2015; 10: e0119034. https://doi.org/10.1371/journal.pone.0119034.

Sansome RA, Schumacher D, Widerman MW, Routsong-Weichers L. The prevalence of binge eating disorder and borderline personality symptomology among gastric surgery patients. Eating Behav. 2008; 9: 197-202. https://doi.org/10.1016/j.eatbeh.2007.08.002.

West DS, Coulon SM, Monroe CM, Wilson DK. Evidence-based lifestyle interventions for obesity and type 2 diabetes: the look AHEAD intensive lifestyle intervention as exemplar. Am Psychologist. 2006; 71: 614-27. https://doi.org/10.1037/a0040394.

20. 肥胖症专科护士在减重多学科团队中的作用

简·里克斯(Jane Rix)

完成第三级服务后,考虑进行减重手术干预的患者将由减重外科医师转诊至多学科团队。

在这个阶段,应确保患者适合并已准备好与减重外科医师和麻醉师一同接受进一步的检查。

作为评估过程的一部分,回顾患者进入第三级服务时的体重,同时花时间讨论导致其肥胖症的关键因素是有益的。在检查中,应考虑影响患者医疗、社会、心理和行为因素,并讨论已实施的干预措施。将5%的体重减少作为成功变化的标准是合理的,但需要注意不能孤立地使用这一标准,因为有多个因素在变化中起作用。增加体力活动、戒烟、减少饮酒以及调整饮食结构和控制饮食都是积极变化的好指标。此外,耐心地了解患者之前克服障碍的能力也至关重要,因为手术后可能会仍然面临类似的障碍。对于如何应对可能再次出现的障碍,实现手术的长期成功至关重要。

许多合并症可以通过减重手术干预得到改善,然而,在手术之前对这些合并症的管理进行评估是至关重要的。衡量药物和持续气道正压通气(continuous positive airway pressure,CPAP)治疗在糖尿病和阻塞性睡眠呼吸暂停患者管理方面的依从性,可以作为一个有价值的指标,因为它代表了患者手术后长期坚持改变生活方式的可能性。肥胖症专科护士将关注患者的血糖控制问题,如果糖化血红蛋白高于7%,则需要内分泌专家的进一步参与来优化控制。在转诊给外科医师和麻醉师之前,需要提供持续气道正压通气使用的依从性证据,即在手术前已使用了至少6周,这些证据可以从患者的呼吸科医师处获得。最后,近期的生化指标和心脏检查如心电图和超声心动图(符合局部麻醉方案)对于确保转诊不被延误非常有价值。

一旦完成一般评估，就有助于确定患者对手术干预的整体理解程度。随后的讨论将涵盖可用的手术选项，并介绍每种手术的机制，包括对食物摄入的限制、肠道激素的作用、饱腹感和营养吸收的影响。

在这个阶段，有必要讨论患者对术前评估、住院和出院期望的重要性是必要的。近年来，强化康复计划已经应用于患者以达到他们的期望，这将影响住院时间和康复时间。患者被教育要在自己的康复过程中起到主导作用，如确保足够的液体摄入，尽早进行活动以减少术后并发症，如深静脉血栓或肺水肿。

在评估患者是否适合进行减重手术时，患者对手术可能带来的益处必须具有现实的期望。例如，由于骨质疏松或类风湿性关节炎导致多年的慢性疼痛，长时间坐在轮椅上的患者可能认为手术可以恢复他们的活动能力并减轻疼痛。然而，必须让患者正确对待这些期望，因为手术的效果可能因个体情况而异。另一个例子是，对于有严重身体形象问题的患者，需要充分了解可能的皮肤松弛问题以及 NHS 是否会资助皮肤切除手术，以避免身体形象恶化的问题。

最后，需要向患者传达的最重要的信息是，无论何种形式的肥胖症减重手术都只是为了长期成功减重和解决相关健康问题而使用的"一种工具"。

随后，需要讨论随访的重要性。手术后，定期监测血液生化参数对于检测和干预潜在的贫血、骨质疏松症或营养不良是至关重要的。进行饮食评估，并建议患者坚持术后补充和优化蛋白质摄入。由于可能出现交叉成瘾问题，心理健康的监测在后续阶段也是重要的。在必要时，患者可以转诊至临床心理学服务进行进一步评估和指导。持续提供健康饮食和活动的教育有助于患者取得减重成功，因此，在决定是否进行手术干预时，确保患者的理解相当重要。

在经过广泛的多学科团队评估后，将讨论患者是否准备好进行进一步治疗的方案，同时考虑所有相关因素。然后与患者一起制订计划，以确保他们了解可能的收益和风险，这一点至关重要。

21. 肥胖症管理中的心理学问题

莉娅·布西(Leah Bousie),艾玛·帕顿(Emma Patten)/
雷贝卡·拉姆斯登(Rebecca Ramsden)

心理健康与肥胖症之间的关系

肥胖症与身心健康问题密切相关,有研究提出肥胖症与心理健康之间存在双向关系(Gatineau and Dent, 2011)。对抑郁症和肥胖症之间纵向关系进行的一项系统回顾和荟萃分析研究发现,随着时间推移,患有肥胖症的人患抑郁症的风险增加了 55%,而经历抑郁症的人患肥胖症的风险增加了 58%(Luppino et al., 2010)。另外,还有研究发现焦虑和肥胖症之间存在弱正相关关系(Gariepy et al., 2010)。

当前,有多种中介因素被提出来解释肥胖症是影响心理健康的重要危险因素,其中包括慢性疾病的发展、药物治疗、自卑感、饮食循环、耻辱感及功能障碍(Gatineau and Dent, 2011)。肥胖症与多种慢性疾病的风险增加有关,包括糖尿病(Abdullah et al., 2010; Wild and Byrne, 2006)、心血管疾病(Poirier et al., 2006)和卒中(Winter et al., 2008)。有研究估计,慢性疾病患者患抑郁症的概率要比健康者高出 2~3 倍(NICE, 2009)。研究还发现,肥胖症可以预测未来低自尊心的发展(Hesketh et al., 2004),并且低自尊心被认为是导致抑郁症发展的脆弱性因素(Sowislo and Orth, 2013)。低自尊心也被发现是导致焦虑发展的一个因素(Sowislo and Orth, 2013)。患有肥胖症的人会受被高度污名化,社会上普遍存在的负面刻板印象会导致肥胖症患者受到不平等对待,这会影响他们的生活质量和情绪健康(Puhl and Heuer, 2010)。

现已提出了多种心理健康困难的中介因素,这些因素被认为是促进肥胖症发展的危险因素,其中包括不健康的生活方式、不适应的情绪调节策略(如情绪驱动的饮食)、体力活动、精神疾病类药物使用和情感支持不足(Gatineau and Dent，2011；van Strien et al.，2016）。有研究发现，心理健康问题与低体力活动和不良饮食有关（Scott and Happell，2011），并且精神疾病类药物的使用与体重显著增加相关（McCloughen and Foster，2011）。也有研究假设称，下丘脑-垂体-肾上腺轴的失调可导致食欲失控，从而使患者饮食过多而体重增加，因此焦虑症是促使肥胖症发展的危险因素（Gariepy et al.，2010）。

肥胖症和心理健康问题可能还存在共同的诱发因素。例如，有研究发现童年受虐待经历与肥胖症和心理健康问题有关（Gustafson and Sarwer，2004；Rohde et al.，2008）。肥胖症与心理健康之间关系的强度受到许多不同因素的调节，这些因素包括性别和社会经济地位（Gatineau and Dent，2011）。

尽管肥胖症可以与常见的心理健康障碍共同存在，并且它们在缺乏活动、睡眠不安、不良饮食结构和不良饮食摄入等方面存在相似性，但这些因素主要为单独的健康问题，可能会影响肥胖症的治疗结果（Markowitz et al.，2008；Gatineau and Dent，2011）。心理治疗作为体重管理干预措施的一部分或辅助措施可以显著改善肥胖症的治疗效果（Shaw et al.，2005）。因此，建议将肥胖症和心理健康同时纳入治疗，以促进个体的身体健康和情绪健康（Gatineau and Dent，2011）。

心理学在第三级服务中的作用

NICE 的指南 CG：189 明确指出，要在体重管理计划中加入心理支持的需求。卡维尔和埃尔斯于 2010 年强调了行为改变在肥胖症管理中的重要性，并在英国心理学会 2020 年的报告中详细说明了临床心理师如何与正在努力减重、坚持药物治疗或同时存在精神健康问题的患者进行合作。心理学方法可以帮助患者以理性合理的方式了解与肥胖症相关的问题。

在卢顿和邓斯特布尔医院的"重量向前"计划中，整个第三级和第四级服务都为肥胖症患者提供了心理支持。专门从事肥胖症管理的心理师与营养师、专科护士、医师等进行广泛合作，为患者进行心理评估。在初始评估中，患者除了回答与身体相关的问题外，还需要完成九项患者健康问卷（PHQ－9；Spitzer，1999）和广泛性焦虑症问卷（GAD－7；Spitzer et al.，2006）。

如果研究者发现患者存在明显的心理困扰,可以安排其与专门从事体重管理的临床心理师进行面对面咨询。此外,还定期与更广泛的多学科团队进行协商,以讨论患者的情况。参考图 21.1 以了解第三级服务中心理学支持路径的概述。

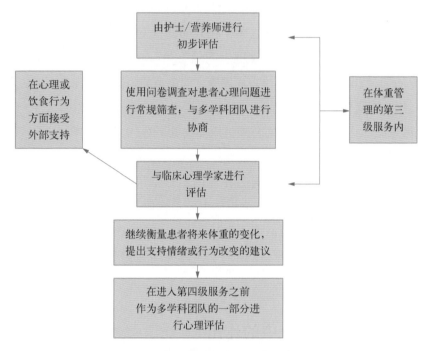

图 21.1　第三级服务中心理学支持路径

在第三级服务中,临床心理师与患者合作,旨在了解个人在以下方面的情况。

- 改变的阶段、意识和洞察力。
- 影响改变的障碍。
- 与心理健康和福祉相关的任何风险。
- 制订饮食计划,要考虑一些触发因素和永久性因素。
- 识别适应不良的应对策略。
- 识别饮食失调行为,尤其是暴食症和神经性贪食症。

尽管不是所有的体重管理服务都提供心理治疗,然而心理治疗还是被纳入第三级服务中。根据 Boyden(2015)的描述,提供第三级服务的专业人员都可以为肥胖症患者提供心理技能和行为改变的支持。在卢顿和邓斯特布尔医院的服务中,需要心理治疗的患者通常会被转诊去接受由改善心理治疗(improving access to psychological therapies, IAPT)或二级护理心理健康团队提供的治疗服务。

心理学在第四级服务中的作用

在第四级服务中,多学科团队帮助确定个体对减重手术过程和术后生活方式的准备程度。进行心理评估的目的是确定可能干扰手术的重要心理或社会问题,以及在考虑减肥手术的安全性和适宜性之前,可能需要进一步监测或干预的问题。根据 NHS(2016)的估计,在体重评估和管理诊所就诊的患者中,大约有 80% 的人适合进行减重手术。然而,正如之前强调的,病态肥胖症是一个复杂的综合征,而减重手术是一种高度专业化的干预措施,涉及终身变化和需求。因此,在进行手术前进行全面的心理评估可以深入了解患者在生物心理社会学方面的表现,从而有助于达到最佳的手术效果(Flores, 2014)。

心理师会考虑减重手术候选人生活的多个方面,以评估个人是否准备好进行减重手术(Flores, 2014;BOMSS/Royal College of Surgeons, 2017)。

这些方面包括:

• 个体在第三级服务干预后与食物/饮食的关系,包括遵守术后关键饮食建议的任何潜在障碍。

• 体重史,包括对体重增加原因的了解程度。

• 对手术动机的理解,包括基本的生活方式改变和后果(如术后补充维生素、皮肤松弛的问题),以及对手术结果的期望。

• 心理健康疾病(当前和既往)和心理健康风险(自杀意念/意图/行为、自残)。如果报告有此类情况,则应考虑目前这些心理疾病的情况是否稳定。有时还可以从全科医师或心理健康服务/专业人员那里获取确切的报告,以帮助患者对这方面有更深入的了解。另外,还需要评估个体对手术过程及相关要求的应对策略,特别是食物/饮食行为对这些策略的影响。

• 社会支持,包括任何潜在的更广泛的社会背景,如缺乏足够的社会支持,从而影响肥胖症患者减重手术后的康复。

• 物质成瘾/依赖的问题,如果为既往问题,则再次考虑个人迄今所表现出的稳定水平以确定是否需要进行再次评估。医师可能需要花时间与患者一起考虑术后出现此类问题的可能性,特别是在食物/饮食习惯发生重大改变时,即如果食物/饮食习惯具有强烈的"情感应对性"①,则可能会对替代物质产生"交叉成瘾"(McFadden,2010)。

• 认知功能,包括评估个人手术潜在收益和成本的能力,以及可能影响其遵循基本术后要求的认知障碍。

• 明显的外伤/虐待史。手术对个人饮食摄入的强加控制感可能会触发患者在先前的创伤或虐待经历中的控制感,从而使患者痛苦。此外,在先前的创伤或虐待经历中,体重可能曾经充当一种保护屏障,因此在减重手术后迅速减重可能会诱发一种更强烈的脆弱感。

• 当前或既往有进食障碍问题如神经性贪食症,或高度失调的饮食行为如自我诱导呕吐或滥用泻药等代偿性饮食行为。在减重手术的背景下,体重的快速减轻和对饮食摄入的高度关注可能会引起与先前体重、身体形象和饮食行为相关的认知和行为的不适应。

• 对外在形象的过度关注会严重影响日常生活(例如,导致个人难以融入当地社区)。同时,还需要考虑皮肤松弛可能会影响日常生活这一情况。

• 可以使用"红绿灯系统"来帮助识别目前不适合手术的患者("红色"候选者),或那些可能适合但被认为手术风险较高的人,这些患者需要进一步的心理干预后或经过更长时间的稳定后,才能进行手术("琥珀色"候选人)。

Radclifle(2013)从心理学角度确定了可能导致候选人不合适进行手术的关键因素。这些因素包括:

• 严重不稳定的心理健康问题,如反复发作的精神性疾病,或与双相情感障碍相关的定期情绪循环。

---

① 译者注:"情感应对性"指的是个体可能通过食物或进食来应对或缓解情感上的困扰、压力或不适。有些人在面对情感困扰时可能通过食物来寻求安慰或释放紧张情绪,将其视为一种情感应对机制。

- 持续的酒精或药物依赖问题。

- 严重或中度智力障碍,或诊断为痴呆症或其他严重认知障碍。

- 活动性神经性贪食症。

- 不依从治疗,如不服用处方药。

- 严重人格障碍。

Radclifle(2013)提出了成为候选人需要额外监测/支持的关键因素,包括:

- 曾有至少 12 个月内稳定的严重精神健康问题史,此期间无因精神性疾病住院史或自残事件。

- 存在酒精或药物依赖/成瘾史,已稳定维持 12 个月。

- 曾有饮食失调史,或对饮食行为理解有限。

- 目前处于活跃的暴食症状态。关于暴食行为在减重手术中重要性的研究证据存在分歧。有些研究人员认为,暴饮暴食可能在手术后会进入缓解期,因此暴食症可能不是完全的禁忌证(NHS England, 2016)。然而,其他研究人员认为,临床上显著的暴饮暴食与手术结果较差相关(NHS England, 2016)。根据作者的临床经验观察到,暴食通常与更高水平的适应不良情绪有关——这在减重手术背景下是一个重要问题,也与个体的长期需求有关。因此,暴食症至少稳定 12 个月后再进行手术至关重要。

- 表现出对第三级服务建议的依从性差。

- 对手术持有不切实际的期望,如对身体形象有不切实际的预期,尤其是与皮肤松弛问题相关的预期。

- 有人格障碍的病史,但个体已对有问题的行为(如自残)进行了持续性的改变。

评估完成后,心理师将与多学科团队进行更广泛的合作,共同制订患者手术的下一步"计划"。在适当情况下,还将向心理健康服务提供辅助,以便于对患者进行基于辅助的心理干预。

至关重要的是,尽管心理师在全面评估患者作为减重手术候选人的准备方面已付出了相当大的努力,但是有时患者可能会在手术后出现显著的心理健康问题或出现复发性不良饮食行为,甚至出现新的问题。在这种情况下,心理师可能会再次与这些患者会面,以帮助患者更清晰地了解当前问题,心理师还需确保能够给患者提供适当的后续支持和干预。

正如 Flores(2014)所指出的:"在第四级服务中,心理学的作用至关重要……结果表明……其对于手术的成功、价值和有效性毫无疑问。"然而,在减重手术中,仍存在许多需要深入研究的领域,其可能会促进制定适当的决策。其中包括更全面地了解某些心理社会因素对长期手术结果的潜在影响据(NHS England, 2016)。因此,在第三级和第四级服务中进行的创新心理学研究会变得日益重要,通过研究结果来支持未来的最佳实践。

参考文献

Abdullah A, Peeters A, de Courten M, Stoelwinder J. The magnitude of association between overweight and obesity and the risk of diabetes: a meta-analysis of prospective cohort studies. Diabetes Res Clin Pract. 2010; 89(3): 309 – 19.

Boyden, C. Who should deliver behaviour change or psychological therapy in Tier 3 weight management services? British Journal of Obesity. 2015; 1(2): 52 – 53.

British Obesity and Metabolic Surgery Society (BOMSS)/Royal College of Surgeons. Commissioning Guide: Weight Assessment and Management Clinics (Tier 3). 2017.

Cavill N, Hillsdon M, Antstiss T. Brief interventions for weight management. Oxford: National Obesity Observatory; 2011.

Flores CA. Psychological assessment for bariatric surgery: current practices. ABCD Arq Bras Cir Dig. 2014; 27(Suppl 1): 59 – 62.

Gariepy G, Nitka D, Schmitz N. The association between obesity and anxiety disorders in the population: a systematic review and meta-analysis. Int J Obes. 2010; 34(3): 407.

Gatineau M, Dent M. Obesity and mental health. Oxford: National Obesity Observatory; 2011. Gustafson TB, Sarwer DB. Childhood sexual abuse and obesity. Obes Rev. 2004; 5(3): 129 – 35.

Hesketh K, Wake M, Waters E. Body mass index and parent-reported self-esteem in elementary school children: evidence for a causal relationship. Int J Obes. 2004; 28(10): 1233.

Kroenke K, Spitzer RL, Williams JBW. The PHQ – 9: validity of a brief depression severity measure. J Gen Intern Med. 2001; 16: 606 – 13.

Luppino FS, de Wit LM, Bouvy PF, Stijnen T, Cuijpers P, Penninx BW, Zitman FG. Overweight, obesity, and depression: a systematic review and meta-analysis of longitudinal studies. Arch Gen Psychiatry. 2010; 67(3): 220 – 9.

Markowitz S, Friedman MA, Arent SM. Understanding the relation between obesity and depression: causal mechanisms and implications for treatment. Clin Psychol Sci Pract. 2008; 15(1): 1 – 20.

McCloughen A, Foster K. Weight gain associated with taking psychotropic medication: an integrative review. Int J Ment Health Nurs. 2011; 20(3): 202 – 22.

McFadden KM. Cross-addiction: from morbid obesity to substance abuse. Bariatric Nurs Surg Patient Care. 2010; 5(2): 145 – 78.

National Institute for Health and Clinical Excellence. Depression in adults with a chronic physical health problem: treatment and management (National Clinical Practice Guideline No 91). 2009. https://www.nice.org.uk/guidance/cg91.

NHS England. Appendix 7: Guidance for Clinical Commissioning Groups (CCGs): Clinical guidance: surgery for severe and complex obesity. 2016.

Poirier P, Giles TD, Bray GA, Hong Y, Stern JS, Pi-Sunyer FX, Eckel RH. Obesity and cardiovascular disease: pathophysiology, evaluation, and effect of weight loss: an update of the 1997 American Heart Association Scientific Statement on Obesity and Heart Disease from the Obesity Committee of the Council on Nutrition, Physical Activity, and Metabolism. Circulation. 2006; 113(6): 898 – 918.

Puhl RM, Heuer CA. Obesity stigma: important considerations for public health. Am J Public Health. 2010; 100(6): 1019 – 28.

Radcliffe J. Cut down to size: achieving success with weight loss surgery. Routledge; 2013.

Rohde P, Ichikawa L, Simon GE, Ludman EJ, Linde JA, Jeffery RW, Operskalski BH. Associations of child sexual and physical abuse with obesity and depression in middle-aged women. Child Abuse Negl. 2008; 32(9): 878 – 87.

Scott D, Happell B. The high prevalence of poor physical health and unhealthy lifestyle behaviours in individuals with severe mental illness. Issues Mental Health Nurs. 2011; 32(9): 589 – 97.

Shaw KA, O'Rourke PK, Del Mar C, Kenardy J. Psychological interventions for overweight or obesity. Cochrane Database Syst Rev. 2005; 2: 1 – 62.

Sowislo JF, Orth U. Does low self-esteem predict depression and anxiety? A meta-analysis of longitudinal studies. Psychol Bull. 2013; 139(1): 213.

Spitzer RL, Kroenke K, Williams JBW, L B. A brief measure for assessing generalized anxiety disorder: the GAD – 7. Arch Intern Med. 2006; 166(10): 1092 – 7.

Spitzer RL. Patient Health Questionnaire: PHQ. [New York]: [New York State Psychiatric Institute], 1999.

The British Psychological Society. Psychological perspectives on obesity: Addressing policy, practice and research priorities. 2020.

van Strien T, Konttinen H, Homberg JR, Engels RC, Winkens LH. Emotional eating as a mediatorbetween depression and weight gain. Appetite. 2016; 100: 216 - 24.

Wild SH, Byrne CD. ABC of obesity: risk factors for diabetes and coronary heart disease. BMJ Br Med J. 2006; 333(7576): 1009.

Winter Y, Rohrmann S, Linseisen J, Lanczik O, Ringleb PA, Hebebrand J, Back T. Contribution of obesity and abdominal fat mass to risk of stroke and transient ischemic attacks. Stroke. 2008; 39(12): 3145 - 51.

22. 减重术手术后护士的角色

黛比·穆森德基(Debbie Musendeki)

引言

肥胖症是一种医学状态,指体内脂肪积累过多,可能会对健康产生负面影响。BMI 大于等于 30.0 kg/m² 时为肥胖症,而 BMI 为 25.0~29.9 kg/m² 为超重。摄入过多食物、缺乏体力活动和遗传易感性是肥胖症最常见的原因。

肥胖症是全球性的流行病,已成为各国政府议程的首要问题。据称,全球三分之一的人口超重或有肥胖症。英国被认为是欧洲肥胖症发病率最高的国家之一,其居民的体重逐渐增加。2007 年的 Foresight 报告准确地预测了英国会成为一个超重问题常态化的国家。我们应清楚地意识到这种流行病带来的健康影响,如 2 型糖尿病、心血管事件/疾病、某些类型的癌症、心理健康问题(如抑郁症、低自尊)等,以及其他相关的健康问题。

社会改变再结合个人选择的结合,肥胖症在很大程度上是可以预防的。尽管改变饮食和增加运动被认为是治疗肥胖症的方式,但减重手术是处理肥胖症及其相关并发症的重要选择之一。本文将介绍护士在减重手术后所扮演的角色。

肥胖症的手术治疗

目前,常见的三种减重手术包括胃束带术、胃旁路术和袖状胃切除术等。为了确保接受手术的患者手术取得最大成功,随访是手术治疗肥胖症不可或缺的一部分。随访由多学科团队共同完成,多学科团队成员包括医师、专科护士、专业营养师,必要时还可能需要心理师等的参与。减重手术后需要对患者进行监测,以确保满足其营养需求,降低由手术引发的营养不良风险,这一点是至关重要的。及早发现可能的并发症和问题,有助于及时进行必要的检查和适当的治疗。术后的护理和指导能够最大限度地减少并发症的发生,并使患者保持长期体重减轻的效果。监测的频率因手术类型和患者的个体需求不同而有所不同,但应符合 NHS 的指南框架。术后护士的责任之一是在患者的减重过程中提供支持,同时向多学科团队的其他成员提出任何问题,以确保获得适当的护理。以下是护士在术后监测、常规评估方面的一些职责。

医学评估

有证据表明,接受减重手术的患者中,有很大一部分患者称手术后生活质量得到改善。接受减重手术的肥胖症患者不仅寿命延长,而且生活质量也更高。例如,患者能够重返工作岗位、旅行,或者面对手术前无法想象的挑战。因此,护士必须对减重手术后患者的并发症进行监测和评估。以下是一些常见的肥胖相关疾病,在减重手术后监测这些疾病的改善情况非常重要。

糖尿病

Roux-en-Y 胃旁路术和袖状胃切除术被认为是治疗 2 型糖尿病的有效干预措施。通常在手术后的数天至数周就可以实现代谢的改善。因此,术后需要调整降糖药物的剂量,以防止低血糖的发生。这种调整治疗或尝试停药的行为应在专门从事糖尿病管理的医师的监督下进行。因此,护士需要与医师及患者的全科医师保持紧密联系,以确保药物使用准确且安全。在术后的随访中,需要长期监测糖化血红蛋白水平,并进行连续血糖监测记录。

高血压

众所周知,减重手术能够使患者的高血压恢复正常或减少药物用量。在随访的诊所中,护士的重要职责之一是进行血压测量并评估当前的药物治疗情况。患者常常会经历体位性高血压这一常见症状，这是一个需要对药物治疗进行重新检查的警示信号。同时，需要注意的是，护士会提醒全科医师调整治疗方案，以确保治疗的安全管理。

关节疼痛

有研究结果显示，在膝关节骨关节炎疼痛患者中，减重手术可以缓解症状。手术后的前 3 个月内，疼痛明显减轻。然而，并非所有患者都能够获得同样有效的结果，这取决于手术前的关节损伤程度。尽管如此，对疼痛程度和任何改善情况进行监测和评估仍然至关重要。

阻塞性睡眠呼吸暂停

众所周知，肥胖症是阻塞性睡眠呼吸暂停最显著的危险因素，因此，减重必定会对其产生积极影响。护士应该鼓励患者配合呼吸科医师进行进一步检查，随着患者体重减轻，呼吸面罩的效果可能会减弱，而体重减轻越多，患者对持续气道正压通气所需的压力就越小。

不孕症

多囊卵巢综合征是女性最常见的内分泌疾病之一，与肥胖症密切相关。然而，有研究表明，大多数女性肥胖症患者在减重手术有效减轻体重后，月经周期得以恢复，而且许多病例在手术后成功妊娠。对这些女性，及时的饮食支持以及在妊娠期间补充维生素非常重要。对于育龄期妇女，建议其经历 12～18 个月的减重稳定期后，再尝试妊娠。通过血液检查，还可以排除贫血情况，这在多囊卵巢综合征患者中比较常见。血液检查还可以帮助我们确保患者在铁补充剂方面保持依从性。

术后补充剂的依从性

根据英国肥胖和代谢外科学会（British Obesity & Metabolre Surgery Society，

BOMSS)相关指南,接受减重手术的患者应该终身服用营养补充剂。这些营养补充剂包括全面的维生素和矿物质、铁、含有维生素 D 的钙,以及每 3 个月注射一次的维生素 B$_{12}$。需要注意的是,不同类型的减重手术需要不同的补充剂,这一点至关重要。然而,无论如何,保持补充剂的依从性极为重要。通常情况下,维生素主要来自食物。然而,在减重手术后,食物摄入量显著减少,因此需要通过补充剂来满足最低日常维生素和矿物质需求。根据 BOMSS 指南提供的方案,应定期检测这些维生素的效果。血液检查可以帮助团队为患者推荐额外的维生素,或在某些情况下,如果铁蛋白水平过高,可以暂时停止铁补充剂。除了营养不良外,一些术后补充剂有助于恢复并减少胃酸反流。在减重手术后,建议患者服用质子泵抑制剂,通常需要连续服用 3 个月。

遵守充足的蛋白质摄入量:饮食

手术后,患者摄入少量食物便会感到饱腹,这是胃缩小的结果。食物摄入的减少通常会导致营养不良,因此确保患者遵循饮食指南变得至关重要。这些指南通常会从流质饮食开始,并逐渐过渡到固体食物。对护士而言,重要的是监测患者是否有规律地摄取三餐以及足够的零食(如有需要)。饮食中的蛋白质摄入是至关重要的。蛋白质是必需的营养物质,可以从蔬菜、豆类、坚果、肉类、鱼类、禽类、乳制品和鸡蛋中获取。术后患者应培养细嚼慢咽的饮食习惯,确保每餐用餐时间充足。缺乏足够的蛋白质可能会导致脱发、指甲脆裂、疲劳,甚至影响牙齿的稳固性。在手术前就需要对患者关于蛋白质的摄入进行良好的教育。鉴于手术的性质,患者每天所需的蛋白质量为 60 ~ 100 g。

除了饮食质量外,还应鼓励患者通过间歇性少量饮水来保持水分摄取。饮食监控非常重要,因为我们知道减重手术后体重可能会反弹。最好教育患者避免摄入高热量和高糖分的食物。护士和营养师应该教育患者识别饱腹感和饥饿感的信号。术后每次就诊的目的是帮助患者逐渐适应自己术后的身体,认识到可能出现的不良饮食习惯,如频繁食用零食、情绪性进食等。一旦发现这些迹象,护士就应将患者转诊给合适的多学科团队成员。

遵守体育健身活动

人们越来越关注减重手术后体育健身活动在促进体重减轻方面的最佳作用。然而,关于减重手术后体育健身活动程度的研究仍在进行中。最近的研究表明,术后患者在体重减轻后会变得更加积极地参与活动。有可靠的证据显示,体育健身活动有益于健康,并有助于维持长期的减重效果。体育健身活动会使情绪水平得到改善、心血管事件减少、自尊得到提升以及保持持续减重。因此,我们鼓励患者在确保安全的前提下积极进行一定形式的体育健身活动。我们与全科医师合作,制订适合患者的健身计划,确保在开始任何高强度或相对高强度的运动之前,患者应接受有资质的私人教练的评估。

减少术后并发症

这是患者教育的重要组成部分。患者应当对自己的健康负责任。这意味着他们应该留意并向卫生专业人员报告任何并发症的迹象。这些并发症可能是重要的,也可能是次要的,但无论如何都需要予以解决,以确保减重手术后的生活质量。常见的并发症包括吻合口瘘,这可能会在手术后立即发生,也可能会在术后2周左右发生。其他并发症可能涉及狭窄、溃疡、肠梗阻、切口感染及血栓栓塞等。针对血栓栓塞的风险,患者需要服用出院时提供的抗凝药物。腿部或肺部静脉可能形成血栓(肺栓塞),因此患者需要保持活动,并告知诸如小腿疼痛、心悸、胸痛或呼吸困难等症状。我们建议患者减少吸烟或戒烟。与术后镇痛相关的并发症是由非甾体抗炎药引发的肠道出血。我们建议患者在手术前停用非甾体抗炎药,并在医师的指导下寻求替代镇痛方法。术后我们将持续监测患者的疼痛情况,以确保得到适当的控制。

倾倒综合征是术后的另一种并发症,通常在患者摄入过多糖分和脂肪时发生。受影响的人可能会出现心率加快、出汗、腹泻、胃痉挛等症状。为了避免这些情况,需要进行良好的饮食教育。在某些情况下,患者可能会出现反应性低血糖发作,其症状与倾倒综合征类似,但不同之处在于后者倾向于用更多的糖分来缓解症状。这可能需要更多的监测,并可能需要转诊给医师进行进一步管理。某些并发症可能需要转诊给临床心理师,特别是在出现饮食失调或身体形象障碍的迹象时。

结　论

减重手术后,护士的作用可以概括为教育、评估和与多学科团队保持联系,以确保患者能够持续减重并享受减重之旅。

23. 减重手术：做出正确的决定

戴维·哈斯拉姆(David Haslam)/

伊冯娜·麦基恩(Yvonne Mckeown)

（1）为什么我必须进行流质饮食？

（2）手术后我能期待什么？

（3）我想要一个孩子，手术后我还能妊娠吗？

（4）哪种手术最适合我？谁来做出决定？

（5）手术对我来说是否是明智的选择？

（6）我住得很远，能不能在我家附近安排预约？

（7）手术效果是否是永久的？

减重手术的手术方式在不断发生改变，其目标是协助人们降低体重，以改善健康和生活质量。手术被视为是一种降低食欲的方法，然而这并不意味着患者将完全失去对高热量食物的渴望。因此，他们需要理解并承担起维持健康、结构合理且营养的饮食构架的责任。

确定适合哪种手术方式对有些人可能相对简单，但对其他人来说可能并不容易。本文的目的是提供信息，使医师和潜在患者能够明智地确定最适合的手术方式。

无论选择哪种手术，只要正确积极地改变生活方式，都有可能实现减重目标。

减重手术的好处

改善/解决健康状况（图 23.1）。

（1）改善 2 型糖尿病。

（2）改善高血压。

（3）改善阻塞性睡眠呼吸暂停。

（4）改善高胆固醇。

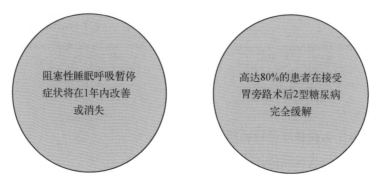

图 23.1　减重手术的好处

其他疾病,如骨关节炎、皮肤病及激素相关问题(如多囊卵巢综合征和生育能力低下),可能会与多种其他疾病一同受益。

患者通常会在图 23.2 所示的 4 个方面看到整体生活质量得到显著改善。

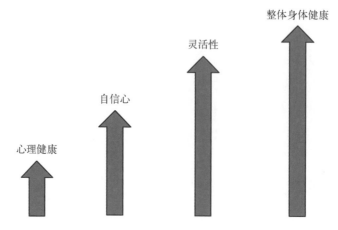

图 23.2　生活质量得到显著改善的方面

减重手术方式

通常,所有的手术(图 23.3)都会通过腹腔镜进行,而预计的住院时间为一天。手术后,可能会出现一些疼痛和不适的感觉。为了降低术后血栓形成的风险,患者应尽早开始活动。

胃束带术

这种手术方式通常是人们最常听说和要求的方式,尽管应该被仔细考虑和充分讨论。然而,目前胃束带术仅占减重手术总数的约10%,因为相较于其他手术方式,其效果不如其他手术方式明显。

胃束带是一种可调节的硅胶带,放置在食管正下方的胃顶部周围(图23.4)。其有助于减小胃体积和膳食量,以及减慢食物通过的速度。束带与腹部皮肤表面下的一个端口相连。需要调整压力时,可以通过此端口注入和抽出流体。然而,要获得适当的压力可能是一个挑战,同时要使胃束带取得显著效果,患者必须永久性地进行生活方式的重大改变。在手术后的前两年,预期减重约为多余体重的30%。

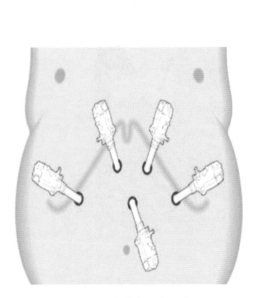
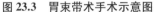
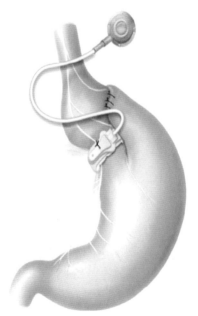

图 23.3　胃束带术手术示意图　　图 23.4　胃束带位置

胃束带术需要考虑的要点包括:

(1) 获得适当的压力是一个挑战,可能需要多次调整。

（2）必须遵循健康的饮食计划，可能需要避免许多食物。

（3）减重可能比较缓慢，甚至不能达到预期目标。

（4）操作过程中没有缝合或切除胃组织。

（5）可能出现束带的机械问题，如渗漏、漏气、滑动和腐蚀，需要手术干预修复。

（6）胃束带可能会导致胃灼热、恶心和呕吐，尤其是在术后的短时间内。

（7）胃灼热、恶心和呕吐症状可能因暴饮暴食或进食过快而恶化，因此不建议那些有进食困难的人使用。

袖状胃切除术

袖状胃切除术在卢顿和邓斯特布尔医院的减重手术总数中占比约40%（图23.5）。手术过程中，胃被切割闭合器分开，形成一个"袖子"的形状。

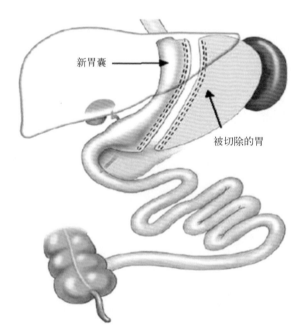

新胃囊

被切除的胃

图23.5 袖状胃切除术

剩余的胃大约只有原来胃的30%，胃的70%被切除。这意味着胃的容量大幅减小。

这种手术的另一个显著特点是,随着部分胃被切除,一些神经激素的分泌会发生变化,如胃促生长素的浓度会降低。胃促生长素主要由胃底细胞产生,而这些细胞会在袖状胃切除手术中被移除。因此,一些研究表明,这种变化可能会降低患者食欲,进一步有助于体重减轻。

袖状胃切除术需要考虑的要点包括:

(1)对于糖尿病患者来说,手术通常能够实现显著的改善,但对于某些患者而言,改善速度可能不像接受胃旁路术的患者那么迅速,也没那么明显。因此,在糖尿病患者中,团队可能会鼓励选择胃旁路术。

(2)同样,对于胃反流病患者而言,袖状胃切除术可能会加剧症状恶化,因此胃旁路术可能更为适合。

(3)即使术前没有出现过胃反流病的患者,也可能在手术后出现这种疾病。通常情况下,可以通过药物和适当的饮食控制胃反流情况,但症状可能会持续存在。

(4)预计手术后2年体重减轻约为多余体重的60%。

(5)由于消化道的结构没有改变,食物的消化和吸收过程保持不变。然而,由于食物摄入量明显减少,患者需要终身每日服用多种维生素补充剂和钙。

(6)需要参加所有术后的随访,总共为期7年(第四级服务2年,在本地第三级服务5年)。

胃旁路术

有两种不同类型的胃旁路术:Roux-en-Y 胃旁路术和 Loop Gastric Bypass 胃旁路术(图 23.6)。尽管手术方式相同,但患者仍需要与他们的外科医师讨论哪一种类型更适合。

这两种类型的胃旁路术都是通过使用切割闭合器将原本的胃制成的一个较小的胃囊。然后,在肠道内形成一个环,创造出一个新的通道,使食物离开胃的路径变得更短,从而导致轻微的"吸收不良"。这种手术明显减少了可食用的食物量,并且绕过了大部分胃和部分小肠。

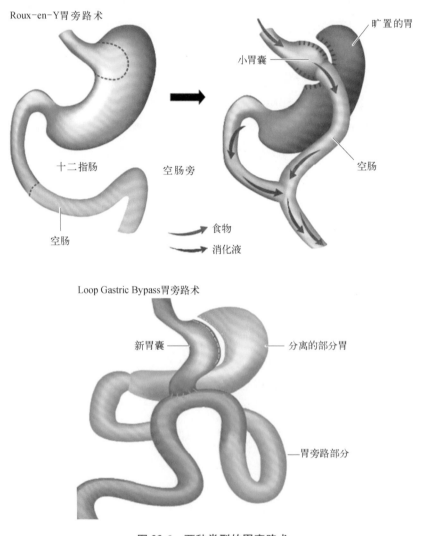

Roux-en-Y胃旁路术

旷置的胃

小胃囊

十二指肠

空肠旁

空肠

空肠

食物

消化液

Loop Gastric Bypass胃旁路术

新胃囊

分离的部分胃

胃旁路部分

图23.6　两种类型的胃旁路术

这种"吸收不良"与食物量减少相结合,有助于减轻体重。对于2型糖尿病患者,此手术可以立即改善血糖。尽管对于这种手术的工作机制存在许多争议,但人们普遍认为,这主要是由于肠促胰岛素系统的作用和功能发生了变化,特别是胰高血糖素样肽-1的分泌、作用和效应的改变。这些胰高血糖素样肽-1是由肠道内的T细胞分泌的,以不同的方式增加了机体对自身胰岛素的敏感性。

胃旁路术需要考虑的要点包括：

- 预计手术后 2 年能够减去多余体重的 60%~70%。

- 必须终身服用多种维生素，其中包括每 3 个月注射 1 次维生素 B_{12}，这对于专业护士来说是必要的。这些措施是必需的，因为食物摄入量显著减少，且维生素的吸收可能会受到手术变化的影响。

- 并非所有糖尿病患者的症状都会完全消失，但如前所述，几乎每个人都会从显著的改善中受益。糖尿病的持续时间和当前的控制状态将会影响糖尿病的缓解结果。

- 如果摄入过多含糖食物，可能会出现倾倒综合征。这种情况的出现频率和严重程度各不相同。大多数人可以通过避免过多摄入含糖食物来解决这个问题。

风　险

短　期

与任何外科手术一样，以下这些风险都是罕见的。虽然血栓的发生率非常低，但仍有可能发生。为了降低风险，在手术前一晚和手术后的 2 周内，会在腹部注射抗凝血剂，同时使用弹力袜。在条件允许的情况下，患者应该在手术后尽早频繁进行活动，以降低风险。尽管感染的发生率较低，但因为患者在经历大手术后身体较为虚弱，所以偶尔会出现感染，可以通过抗生素治疗来应对。出血的可能性较罕见，但如果发生，可能需要进行再次手术。手术后死亡的风险与任何手术一样，发生的可能性很小（低于 0.2%）。

长期风险和副作用

减重手术只是减重的一种辅助方法，因此，如果未能遵循建议的健康生活方式和饮食，很可能无法实现预期的效果。

皮肤松弛

在明显减重后，很可能会出现皮肤松弛，因此了解患者对于这种情况的感受非常重要。虽然锻炼可以带来一些帮助,但对皮肤紧致的影响可能有限。需要明确的是,手术及随后的减重目的在于改善健康状况,而非达到美容效果。然而应该注意,美容效果因人而异,还可能会出现皮肤松弛的情况。

餐后低血糖症(晚期倾倒综合征)

这个医学术语描述了反复出现的低血糖。在少数情况下,接受过胃旁路术的患者通常会在术后一两年内出现这种情况。可以通过饮食调整来控制这些症状,偶尔可能需要药物治疗。如情况非常严重,可能需要考虑手术干预。

反流和恶心

对于极少数患者来说,反流和恶心可能会是术后持续存在的问题,尤其是那些接受过袖状胃切除术的患者。通常,药物和饮食调整即可以对症状产生非常积极的影响。

常见问题

患者会减轻多少体重?

不同手术方式的效果各有不同。英国国家统计数据考虑的是减去多余的体重,而不是体重本身,这可能会导致一些混淆。据报道,胃束带术、袖状胃切除术和胃旁路术分别可以减去患者体重的 40%、60% 和 70%。在术后的 3~6个月,体重下降得非常快,然后下降速度减慢,预计在手术后的 18 个月左右会达到一个平台期。

对于减重手术后松弛的皮肤,患者可以做些什么?

这是一个复杂的问题。在许多情况下,英国 NHS 无法提供手术资金,因此,正如之前所提到的,在决定进行手术之前考虑皮肤松弛非常重要。

患者术后多久可以妊娠？

建议术后患者在考虑妊娠前至少等待 12 个月。这样做对孕妇和婴儿都是有益的。此外，需要注意的是，随着体重的减轻，生育能力会提高，因此患者更有可能成功妊娠。在此期间，采取适当的避孕措施非常重要。

患者必须在中心随访多久？

根据英国 NHS 的指南，随访应持续 7 年。最短要求是 2 年，如果在当地有更适合的服务，随访也可以在当地进行。

手术后患者会掉头发吗？

有些患者可能会注意到术后头发变得稀疏。这是身体对快速减重的正常反应。通过确保每天饮食中含有足够的蛋白质，并服用头发健康补充剂，可以将影响降至最低。通常情况下，脱发会在手术后的 12 个月内得到缓解。

患者什么时候可以开车？

患者必须在手术后至少 5~10 天才能按照 DVLA①的指南开车。他们应该在能够紧急制动的情况下才能开始驾驶。

患者手术后可以去度假吗？

乘坐飞机会增加血栓的风险，因此手术后至少 2 周内不建议乘坐飞机。考虑到手术的特殊性，建议患者至少等待 6 周后再去度假。

---

① 译者注：DVLA 指英国司机及车辆牌照中心。

24. 肥胖症教育

约翰·费尼(John Feenie)/

尼吉尔·辛克利夫(Nigel Hinchliffe)

在英国,超过 1/4 的成年人和 1/5 的 11 岁及以上儿童正受到肥胖症问题的影响,这引发了一系列相关的健康问题,并对卫生系统造成了巨大负担。因此,需要紧急采取行动来支持全民的体重管理,并找到有效的治疗方法来应对肥胖症及其相关的健康问题。然而,虽然肥胖症患病率不断上升,但对医疗保健专业人员的教育和培训并没有得到相应的强化,以使他们能够应对这一复杂的情况。

2010 年,皇家内科医师学会发布了一份题为"预防和治疗超重和肥胖症的卫生专业人员培训"的报告。该报告指出,卫生专业人员对肥胖症的认识还不充分,包括对社会和环境决定因素、营养问题的复杂性以及体力活动等方面的认识。此外,卫生专业人员还面临着改变与健康相关行为的障碍。因此,卫生专业人员往往会忽视患者超重问题,或者只是建议他们通过节食来减轻体重。该报告将这种认识的不足归因于卫生专业人员在本科和研究生培训中所接受的教育有限,以及专科医学培训中对体重管理的关注不足。传统上,体重管理被视为生活方式问题,而非医学问题,这也导致了卫生专业人员没有承担这一问题的责任。

除了确保所有医疗保健专业人员都能理解肥胖问题的复杂性质外,肥胖症培训还存在两个可能对培训效果产生重大影响的关键领域:

(1)对所有医务人员进行培训,指导他们如何找机会与患者就体重问题进行对话。

(2)每个诊所至少培训一名全科医师,理想情况下还应培训一名护士,尤其是对肥胖问题有特别兴趣的从业者。肥胖症专家托尼·利兹教授建议在基础医疗保健诊所建立"一支由肥胖症全科医师、护士和营养师组成的队伍"。

当然,确定医疗保健专业人员的教育和培训要求很重要,但更大的挑战是跟进提供此类培训的课程和学习机会。尽管英国医学总会于 2009 年更新了《毕业生成果》(Outcomes for Graduates),纳入了医学生应该有能力与患者讨论肥胖症和行为改变的建议,但 2013 年对医学院教育工作者的一项调查显示,这并不容易实现。调查发现,英国医学总会的建议在实施和解释方面存在不一致,并确定了一些障碍,阻碍了肥胖管理教育(obesity management education,OME)被纳入并运用到本科医学课程中。这些障碍包括对如何设计和运用OME 缺乏清晰的认识、教育者不愿意在课程中涵盖 OME、认为学生对 OME 缺乏参与度(Chisholm et al., 2013)。有人提议,通过在医学教育工作者中传播循证指南,可以改善对 OME 的内部支持,并且通过增强 OME 与学生的相关性,可以提高学生的参与度。还有人建议英国医学总会应为医学生引入特定的学习目标和肥胖症管理能力,这些能力尚未在英国医学总会中具体化。美国肥胖症医学教育合作组织(Obesity Medicine Education Collaborative,OMEC)于 2019 年发布了初步的肥胖症医学能力要求,供制定医学培训计划使用(Kushner et al., 2019)。对美国医学院进行的一项调查显示,只有 10% 的受访者认为他们的学生"准备好了"管理肥胖症患者,1/3 的人报告说他们的医学院没有但未制订适当的肥胖症教育计划。因此,尽管美国的肥胖症发病率非常高且成本负担巨大,但医学院尚未在其课程中优先考虑肥胖症问题(Butsch et al., 2020)。

大西洋两岸的医疗培训似乎都需要关注,以确保下一代医师有能力管理肥胖症患者。那么已经执业的医师和其他医疗保健专业人员又如何呢?所有学科都需要大规模的持续专业发展(continuing professional development,CPD)计划,以帮助从业者掌握肥胖症护理的最佳实践。然而,医疗保健专业人员通常工作过度并且用于持续专业发展的时间非常有限,因此项目需要有选择性且有效,从而使医疗保健专业人员掌握能产生最大影响的知识和技能。

遗憾的是,自皇家内科医师学会报告强调肥胖症护理培训的紧迫性以来,英国卫生部没有采取任何举措来促进或资助此类培训。健康信托会或地方当局没有义务对其员工进行肥胖症护理培训,因此全国各地人们关于肥胖症的知识和专业水平是不一致的。2015 年一份关于英国医疗保健专业人员的报告估计,只有不到1%的人接受过完整的专项肥胖症训练(Candesic,2015)。一项鼓励医疗保健专业人员开始与患者讨论体重的全国性倡议是"珍惜每一次接触"(Make Every Contact Count,MECC)。MECC于2012年启动,旨在使医疗保健专业人员能够利用一切机会向患者提出与健康相关的行为问题,如吸烟、饮食和身体活动,以鼓励他们做出积极的改变,从而改善他们的健康。MECC对话的目的仅仅是通过提高对相关问题的认识、时常的安慰和提供生活方式的指导,帮助过患者转诊,并使他们考虑改变生活方式。有证据表明,当组织大规模应用MECC时,它可以在当地人口层面对患者健康产生影响。MECC在体重管理方面可能迈出了积极的一步,因为它开始讨论影响患者体重的生活方式因素。然而,支持MECC提供的培训程度不一致(Lawrence et al.,2016),并且没有专门针对体重或肥胖症问题,因此无法解决提出体重问题的一些具体挑战。

事实上,2015年发表在 *BMJ* 上的一项定性研究(Blackburn et al.,2015)显示,鉴于以下原因,全科医师和护士仍不愿与患者讨论体重问题:缺乏应对肥胖症的知识和技能、担心患者疏远,以及10 min咨询的时间限制。该研究得出结论,通过培训解决这些问题可能帮助从业者更多地参与并愿意提出这个话题。BWeL(减重的简短干预)试验提供了一个很好的例子,该试验表明,当对体重问题进行敏感处理,为患者提供免费的体重管理计划时,他们通常很乐意谈论自己的体重并参与该计划。BWeL试验涉及全科医师培训,让他们有机会与超重和肥胖患者进行关于体重的简短对话,目的是将他们转诊给体重管理服务。谈话可能只有30 s,但结果令人印象深刻,参与体重管理计划的患者数量增加,并且在接下来的12个月内成功减重的患者人数增加(Aveyard et al.,2016)。

因此,有证据表明,在适当的体重管理服务的支持下,简单、有针对性的培训计划在对抗肥胖方面可以产生积极影响。萨瑟克区在应对区内肥胖问题的努力中已经注意到并运用了这一证据。萨瑟克区是英国成人和儿童肥胖症患病率最高的地区之一,因此推出了一项名为"人人有责"的健康体重战略,该战略采用循证、生命周期、全系统方法,其中包括妊娠期和从幼年到老年的肥胖预防和治疗服务。该战略的一部分是肥胖症培训计划的委托,不但针对该行政区雇佣的所有医疗保健专业人员,而且还针对面向公众的非医疗保健专业人员。这些课程由当代健康学院设计和提供,该学院还专门为医疗保健专业人员提供肥胖症护理在线培训课程。这些课程不仅提供关于肥胖症的知识和理解,以及敏感沟通和激励技能的重要性的培训,而且还解释了萨瑟克区健康体重护理和转诊途径的工作原理以及自治市提供哪些体重管理服务。

这些课程的在线性质意味着所有学员都可以访问学习,无论他们何时何地,只要他们可以访问互联网,他们就可以学习这些课程。忙碌的医疗保健专业人员可以在自己的时间或允许的工作时间内灵活学习,以便在他们最方便的时候完成 5 h 的课程——可以在一两天内集中学习,也可以延长数周。在线学习是一种快速发展的教育媒介,适合为大量忙碌的专业人员提供培训和持续专业发展,因此是向每天接诊超重健康不良后果患者的医疗保健专业人员提供肥胖护理培训的关键。

虽然几个小时的短期课程可以向医疗保健专业人员传授肥胖症的基础知识以及如何吸引患者,但还需要更广泛的培训,以使他们在基础医疗保健中可以为患者提供体重管理建议。要落实皇家内科医师学会的提议,即在每个普通诊所都配备一名对肥胖感兴趣的全科医师和护士,需要让全国范围内的医疗保健专业人员能容易获取培训。雷丁大学为医疗保健专业人员提供了课程,使他们能够在基础医疗保健中提供有效的体重管理服务。但是,这是在雷丁大学进行的为期 4 天的出勤课程,因此大多数医疗保健专业人员无法参加。另外,所有医疗保健专业人员都可以访问在线服务。英国皇家全科医师学会提供肥胖症、营养不良和健康方面的入门证书,该证书有可能用于满足大量医疗保健专业人员的肥胖症培训需求。培训从肥胖专业教育专家认证(Specialist Certifcation of Obesity Professional Education, SCOPE)的六个简短在线模块开始,但也需要参加一次沟通技巧培训会议。这是一个进步,因为这些培训的会议可以在不同地点举行,需要花费相当多的时间和需要相当多的组织参与。而且,完全在线授课且不需要出席的课程有可能用于满足大量医疗保健专业人员的肥胖症培训需求。例如,英国当代健康学院与中央兰开夏大学医学院(University of Central Lancushire Medical School)合作开发了生活方式医学(肥胖症护理和管理)的研究生课程(研究生证书、研究生文凭和理学硕士）。这些课程使医疗保健专业人员对肥胖症有深入的了解以及在他们的实践领域内改善和发展肥胖症护理的能力。对于那些寻求较低强度的学习体验并只想更新知识的从业者，可以参加一系列经过认证的持续专业发展的短期课程，包括针对护士、私人教练和与儿童打交道的医疗保健专业人员的课程。

当代健康学院一直与伦敦南岸大学（London South Bank University）、C3 健康合作组织（C3 Coolaboration for Health）和英国皇家护理学院（Royal College of Nurses）合作一个创新项目，该项目作为护士健康体重倡议的一部分，用来解决护理行业的肥胖症问题。护士工作忙碌且工作时间长，而且很多卫生专业人员对于肥胖相关知识了解不全面，导致他们难以控制体重（Kyle et al.，2017；Wills and Kelly，2017）。这当然会引起对护士健康的担忧，因此需要加以解决，它也会影响护士对患者管理体重的威信力，使患者不太可能听从他们的建议（Kelly et al.，2017）。当代健康学院开发了一个定制的 10 h 在线课程即护士肥胖症基础，以帮助护士了解自己的体重，从而提高自己的临床实践的技能，并激励患者减重。作为护士健康体重倡议的一部分，一项涉及实习护士的初步试点计划显示出非常有希望的结果，这表明护士们有信心开始有关体重的对话，并提供有关肥胖和体重管理的最新和个性化建议（C3 Health，2018）。

最近的新冠疫情（COVID－19）大流行凸显了降低公众肥胖症患病率的重要性，尤其是护士和其他卫生专业人员在降低公众肥胖率中扮演重要角色。肥胖症是导致 COVID－19 感染严重程度和死亡率增高的主要危险因素之一，此外，2 型糖尿病和高血压等肥胖症相关并发症也是感染的严重程度加重和死亡率增高的主要危险因素（Docherty et al.，2020）。因此，我们必须加倍努力来解决肥胖症问题，以限制未来流行病的影响，并降低 2 型糖尿病、心血管疾病和其他与肥胖症相关的健康问题的患病率。为实现这一目标，我们必须着手解决医疗保健专业人员的肥胖症教育问题，因为他们每天都会接触肥胖症患者，但缺乏为这些患者提供所需帮助和支持的知识和技能。肥胖症管理应该成为医学和护理课程中的优先学习内容，并且应为现有的医疗保健专业人员提供培训，使他们了解最新的肥胖症护理最佳实践。有针对性的在线培训课程为实现这种培训提供了一种途径，同时也使大量的从业者能够轻松参加培训课程并以相对较低的成本完成培训。这将为卫生专业人员提供必要的工具,以更好地支持肥胖症患者,降低肥胖症相关疾病的患病风险,提高公众健康水平。

参考文献

Aveyard P, Lewis A, Tearne S, Hood K, Christian-Brown A, Adab P, Begh R, Jolly K, Daley A, Farley A, Lycett D, Nickless A, Yu L, Retat L, Webber L, Pimpin L, Jebb SA. Screening and brief intervention for obesity in primary care: a parallel, two-arm, randomised trial. Lancet. 2016; 388: 2492 – 500.

Blackburn M, Stathi A, Keogh E, Eccleston C. Raising the topic of weight in general practice: perspectives of GPs and primary care nurses. BMJ Open. 2015; 5: e008546. https://doi.org/10.1136/bmjopen-2015-008546.

Butsch WS, Kushner RF, Alford S, Gabriel Smolarz B. Low priority of obesity education leads to lack of medical students' preparedness to effectively treat patients with obesity: results from the U.S. medical school obesity education curriculum benchmark study. BMC Med Educ. 2020; 20: 23. https://doi.org/10.1186/s12909-020-1925-z.

C3 Health. Healthy weight initiative for nurses final report. 2018. https://www.c3health.org/blog/healthy-weight-initiative-nurses-final-report/c3-win-final-report-20180213/

Candesic. College of contemporary health: training market for obesity. 2015.

Chisholm A, Mann K, Peters S, Hart J. Are medical educators following General Medical Council guidelines on obesity education: if not why not? BMC Med Educ. 2013; 13: 53. https://doi.org/10.1186/1472-6920-13-53.

Docherty AB, Harrison EM, Green CA, et al. Features of 20, 133 UK patients in hospital with covid – 19 using the ISARIC WHO Clinical Characterisation Protocol: prospective observational cohort study. BMJ. 2020; 369: m1985. https://doi.org/10.1136/bmj.m1985.

Kelly M, Wills J, Sykes S. Do nurses' personal health behaviours impact on their health promotion practice? A systematic review. Int J Nurs Stud. 2017; 76: 62 – 77.

Kushner RF, Horn DB, Butsch WS, et al. Development of obesity competencies for medical education: a report from the Obesity Medicine Education Collaborative. Obesity (Silver Spring). 2019; 27(7): 1063 – 7.

Kyle RG, Wills J, Mahoney C, Coyle L, Kelly M, Atherton I. Obesity prevalence among healthcare professionals in England: a cross-sectional study using the Health Survey for England. BMJ Open. 2017; 7: e018498. https://doi.org/10.1136/bmjopen-2017-018498.

Lawrence W, Black C, Tinati T, Cradock S, Begum R, Jarman M, Pease A, Margetts B, Davies J, Inskip H, Cooper C, Baird J, Barker M. 'Making every contact count':

Evaluation of the impact of an intervention to train health and social care practitioners in skills to support health behaviour change. J Health Psychol. 2016; 21(2): 138 – 51.

Royal College of Physicians. The training of health professionals for the prevention and treatment of overweight and obesity. 2010. https://www.rcplondon.ac.uk/file/268/download? token = B0d3Xh5b

Wills J, Kelly M. Investigating the attitudes of nurses who are obese. Nurs Stand. 2017; 31(46): 42 – 8.

25. 胃束带术

米歇尔·罗斯(Michele Rouse)

1991年,我接受了胃束带术;我已经看了心理医师和外科医师,我已经准备好了,我的减重之旅从这里开始……

当我到达医院那一刻,我才意识到,如果无法通过腹腔镜进行手术,就会改为开腹手术,我不确定对此有何感想,但我已经来了,所以决定抓住机会。

从手术中醒来,虽然很痛苦,但我没有被行开腹手术,看到自己接受的是腹腔镜手术确实是一种解脱。之后我出院了,回家的路上非常艰难,每当遇到颠簸,伤口都会感到剧痛。

一到家,我开始了特殊饮食,只摄入糊状食物,不吃固体食物。

几周后,由于无法进食,我不得不返回医院,他们告诉我需要在胸骨上的充气孔处放置一个注射器来松开束带,这样我就能再次进食。

然而,我在进食后会呕吐,甚至进食液体食物也会呕吐。当我呕吐时,充气孔会脱落并突出在胸部,我又返回医院。医师重新打开我的切口,并将充气孔重新缝合在适当位置。但呕吐问题仍然存在,我注意到在重新缝合后的几天里有一个橙子大小的瘀伤。朋友和家人都很担心,于是我去了急诊,他们切开了瘢痕,发现了一个巨大的血块,几乎像葡萄柚那么大,医师取出血块,然后再次缝合。

虽然我能够摄入液体和糊状食物,但我依然会干呕,这使得我不得不频繁回医院。最终,医师决定去除胸骨上的充气孔,他们通过开腹手术将充气孔取出,然后切断管子,将束带留在体内,但此时无法再控制束带。在取出充气孔后,我终于感到如释重负。

接下来的几年里,每次进食后我都会呕吐,于是我去找全科医师,但被推荐去看外科医师。食物似乎没有通过束带,而是在束带顶部形成了一个小袋,食物会滞留在那里,直到我吐出来,我每天会呕吐6~8次。

因此,在再次见到外科医师后,我决定去掉束带,然后进行胃旁路术。医师建议分两次进行手术,但我觉得我已经受够了,情况不可能更糟了,所以我决定一次性去掉束带,然后进行胃旁路术,结束我与束带的斗争。

接下来就是做胃旁路术的前 19 天,我不能吃我想吃的东西,我必须通过特殊饮食来缩小肝脏,以便进行手术。我只能靠无糖果冻、半脱脂牛奶和酵母提取物来维持生活。尽管困难,但这一切都是值得的,因为我很快就能穿上比以前小两码的衣服了,尽管我仍然远未达到我的目标。

所以在这几天里,我一直在"节食",实际上并没有我想象的那么糟糕。我意识到我并不喜欢无糖果冻和酵母提取物,所以我现在每天只喝四品脱的半脱脂牛奶。然而,有天我感觉很奇怪,于是我去看了医师,他建议我需要摄入更多盐分。我首先想到的是原味薯片。于是我去买了一些,它们非常美味。

到了进行胃旁路术的那天早上,我在医院里等待手术,虽然我知道手术有风险,但我也知道这是我变瘦的机会。在重症监护室醒来时,我感到全身都很疼痛。我记得护士用水擦了擦我的嘴唇。

随后,我被转移到普通病房,有很多人来看我,大家都为我顺利完成手术松了一口气。

第二天,我被推到 X 线检查室接受钡餐检查,以确保吻合口没有渗漏。我被要求喝下最难喝的液体,之后开始干呕,虽然疼痛难忍,但幸运的是没有渗漏。

两天后,我出院了,回到家,我感到如释重负。尽管我在饮食上受到了限制,但这一切都是为了更好的未来,我愿意付出努力。

一周后,我被允许食用类似婴儿食物的食物,如鸡蛋泥和花椰菜奶酪,只要是可以相互混合的食物都可以。虽然困难,但我相信这一切都是值得的,因为我相信我会变得更加健康。

两周后,医师告诉我再也不能吃意大利面、面包和米饭之类的食物了,因为它们容易膨胀。尽管需要做出更多的改变,但我并不在意,因为我知道这一切都是为了我的健康。

四个星期后,人们开始注意到我的体重减轻了,因为我只能摄入很少的食物。尽管减重过程非常难熬,但我感觉非常好。

八周后,我开始非常想念食物。尽管我以前对食物上瘾,但我知道我不能狼吞虎咽,因为那会影响我的健康。我明白我正在为更好的未来而努力。

现在已经过去了 10 年,你猜怎么着……我仍然超重,但不像以前那么严重了。我减掉了 4 英石(约 25.4 kg)的体重,在过去的 8 年里一直保持在这个范围内。尽管没有完全达到我的目标,但我知道我在为自己的健康而努力。

最后,我要感谢我的医师,他在整个过程中都支持着我。我很幸运能够在 NHS 的支持下接受这次手术,我深知这个决定对我来说是多么重要。这次经历并不简单,其中充满了痛苦和风险,但如果给我再次机会,我相信我会做出同样的选择。尽管我仍然没有达到理想的体重,但我已经学会接受自己,这是我走过的旅程。

26. 我的经历

贾斯汀·克拉克(Justine Clark)

我的全科医师知道我一直在为自己的体重问题苦苦挣扎,于是建议我转诊到卢顿和邓斯特布尔医院的肥胖研究中心。我已经尝试过各种方法,包括不同的饮食,如鸡蛋饮食、阿特金斯饮食、快速减重饮食、剑桥饮食等。虽然每一种方法在一开始都能取得一些成功,但不管我多么努力,脂肪都会反弹。我真实地讲一讲我的经历。

我第一次去卢顿和邓斯特布尔医院是在 2014 年春天。我非常担心,如果我被诊断为超重,会发生什么。

老实说,我从未见过如此友善、关怀和支持患者的医疗团队。我的第一次就诊体验很棒,我们谈论了我的生活,发生的事情,当然还有我的饮食。在接下来的 4 周里,我被告知要遵循牛奶饮食计划。

牛奶饮食并不像听起来那么糟糕,但最初的 4~5 天,我从未感到如此饥饿和疲倦。这段时间过后,我感觉好多了,我的体重开始下降。当我再次回到医院时,我已经减掉了 21 磅①,这是我以前从未减掉过的重量。

在接下来的一个月里,我又减了 7 磅,在那段时间里,我每天只能吃一顿饭,但当我的食物摄入量增加时,我的体重也增加了。

2016 年 5 月,我被批准进行胃旁路术,我选择了胃旁路术,因为它能够为我带来最好的减重效果,而且我只有一次机会。

手术后的几天很不舒服,我感觉很糟糕,看起来更糟糕。最终,我处理了严重的便秘问题,这是个低谷,我开始怀疑自己到底做了什么。从那以后,一切都变好了。我确实不怎么吃东西,因为我不觉得饿。当我开始摄入食物时,我靠着罐装柑橘和低脂蛋奶糊维持生活。我虽然不再感到饥饿,但我知道我

---

① 译者注:1 磅(lb) ≈0.454 千克(kg)。

需要采取行动来保持自己的健康。

我遵循了所有的指示和建议,除了去急诊科就诊过一次外,一切都很顺利。我总是按时去医院复诊,如实地报告所有的进展情况。尽管有很多我不能吃的食物,因为它们让我感到不舒服,我都将它们记录了下来,我的饮食相当多样化,主要以蛋白质和一些蔬菜和沙拉为主,喝大量的水。我避免食用高脂肪和高糖食物。如果有人问我手术后两年的感受,我不会相信我的生活会发生如此大的变化。我可以自由地坐在飞机座位上,毫无障碍地进出汽车。我每天早上醒来时,没有任何疼痛或不适感。我还加入了一个跑步俱乐部,每个周末都参加"公园跑"(Park Run)活动。我真的很享受运动,这是我以前从未想过的事情。我的生活现在完全不同了。我甚至戒掉了吸烟,因为我不再担心戒烟会重新变胖。

过去的两年是令人惊叹的。我学到了很多东西,特别是关于我自己。我会毫不犹豫地向任何人介绍在卢顿和邓斯特布尔医院接受减重手术的经历,我在卢顿和邓斯特布尔医院遇到的每个人都很出色,而且他们从不以貌取人。非常感谢我的医师,他在整个过程中都一直支持着我,没有他,我可能永远不会有这个机会。

我以前的尺码是26/28,体重接近23英石。我现在的尺码是14/16,体重刚刚超过12英石,这真的很令人疯狂。

现在我年近50岁,感觉很棒。

后　记

　　本书在 COVID‐19 大流行的高峰时期起草完成。在评估病毒感染严重程度、持续时间以及传播能力时，新的线索表明了治疗该病毒感染与肥胖症之间的潜在联系。或许有一个简单的解释，如卧床患者在床上自然呼吸时的机械困难以及有关侵入性和非侵入性通气的问题。然而，我们也可能会发现肥胖症患者更容易出现代谢综合征，伴随心血管疾病、高血压、异常血脂、睡眠呼吸中止及糖尿病等相关风险升高，这些因素已被证实与该病毒感染严重性有关。新兴的证据表明这种联系可能更加深刻。据报道，肥胖可能会加剧感染的易感性（Misumi et al.，2019）。肥胖症被证明是 H1N1 流感患者住院和死亡的独立危险因素，而肥胖的啮齿类动物表现出更高的 H1N1 致死率（Milner et al.，2015）。另外，有研究证明，有症状的肥胖成年人排出流感 A 病毒的时间比非肥胖对照组长 42%（Maier et al.，2018）。

　　来自全球不同地区的报告已将肥胖症和严重肥胖症确立为 H1N1 及相关病毒感染患者住院和需要机械通气的危险因素。以 2009 年 4～8 月加利福尼亚州的数据为例，其中 1 088 名 H1N1 流感患者住院或死亡。在其中 268 名年龄≥20 岁的患者中，有 58%患有肥胖症（BMI≥30 kg/m²），而其中 67%患有重度肥胖症（BMI≥40 kg/m²）。这些肥胖症患者中，有 66%的患者伴有基础疾病，如慢性肺病，包括哮喘、心脏病或糖尿病。而在 2009 年新墨西哥州住院患者中，46%的患者患有肥胖症，在需要机械通气的患者中有 56%的患者患有严重肥胖症（Dietz and Santos-Burgoa，2020）。

　　这封致"肥胖"的信呼吁，增强对肥胖和 COVID‐19 患者积极治疗需求的敏感性。同时，该信还探讨了某些种族群体感染和后遗症增加的情况，这可以通过这些群体增加的肥胖及其并发症的风险因素来解释，同样，这种病毒在肌肉萎缩的老年人中的严重程度也可以解释。

参考文献

Dietz W, Santos-Burgoa C. Obesity and its implications for COVID – 19 mortality. Obesity. Letter to the Editor. First published: 01 April2020. https://doi.org/10.1002/oby.22818; https://onlinelibrary.wiley.com/doi/full/10.1002/oby.22818#oby22818-bib-0001. Accessed 20 Apr 2020.

Maier HE, Lopez R, Sanchez N, et al. Obesity increases the duration of influenza A virus shedding in adults. J Infect Dis. 2018; 218(9): 1378 – 82.

Milner JJ, Rebeles J, Dhungana S, et al. Obesity increases mortality and modulates the lung metabolome during pandemic H1N1 influenza virus infection in mice. J Immunol. 2015; 194 (10): 4846 – 59.

Misumi I, Starmer J, Uchimura T, Beck MA, Magnuson T, Whitmire JK. Obesity expands a distinct population of T cells in adipose tissue and increases vulnerability to infection. Cell Rep. 2019; 27(2): 514 – 24. e5.